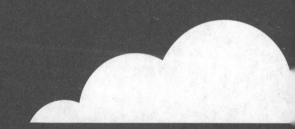

365

IDEAS
PARA UNA
VIDA PLENA

PAIDÓS®

Dr. Mario Alonso Puig

365

IDEAS

PARA UNA

VIDA PLENA

PAIDÓS®

Obra editada en colaboración con Editorial Planeta - España

© 2019, Mario Alonso Puig

Diseño de portada: Planeta Arte & Diseño
Ilustraciones de la portada: © Viktoria Kurdas/shutterstock
Diseño de interiores: María Pitironte
Recurso de interior: Shuterstock

© 2019, Editorial Planeta, S. A. - Barcelona, España

Derechos reservados

© 2022, Ediciones Culturales Paidós, S.A. de C.V.
Bajo el sello editorial PAIDÓS M.R.
Avenida Presidente Masarik núm. 111,
Piso 2, Polanco V Sección, Miguel Hidalgo
C.P. 11560, Ciudad de México
www.planetadelibros.com.mx
www.paidos.com.mx

Primera edición impresa en España: noviembre de 2019
ISBN: 978-84-670-5743-0

Primera edición impresa en México: enero de 2022
Tercera reimpresión en México: julio de 2024
ISBN: 978-607-569-184-8

Impreso en los talleres Impresora Tauro, S.A. de C.V.
Av. Año de Juárez 343, Colonia Granjas San Antonio, Iztapalapa
C.P. 09070, Ciudad de México.
Impreso en México – *Printed in Mexico*

Introducción

Cada día encierra dentro de sí una oportunidad, la de embarcarnos en una nueva aventura que nos ayude a mejorar como seres humanos y hacer así de nuestro mundo un lugar mucho mejor en el que vivir. Sin embargo, pronto notamos cómo ante los desafíos, las dificultades y las pruebas que nos traen muchos de esos días, nuestro espíritu flaquea y vamos perdiendo poco a poco la ilusión y la confianza en el poder que todos tenemos para provocar que sucedan cosas extraordinarias.

Uno recuerda la vieja historia de aquellos tres trabajadores que estaban colocando piedras para construir lo que parecía a simple vista un simple muro. Uno de ellos, lleno de frustración y amargura, pensaba en lo desgraciado que era porque no sabía hacer otra cosa y ese era el único trabajo que había podido conseguir. Otro de aquellos obreros, con cara de profunda resignación, hacía su trabajo pensando que, aunque él no disfrutaba haciéndolo, al menos podía así dar de comer a su familia. El tercer hombre, con rostro sonriente, ponía piedras con ilusión porque sentía que estaba formando parte de algo muy grande: él estaba construyendo una catedral. Tres seres humanos haciendo aparentemente lo mismo y, sin embargo, haciéndolo desde un lugar de su persona completamente diferente. Uno desde la amargura, otro desde la resignación y, el último, desde la ilusión.

Abordar nuestro día desde este espacio mental y anímico es sentir que estamos haciendo algo de extraordinario valor, construir esa «catedral» que no es sino nuestra propia vida. Se trata, por consiguiente, de transformar lo ordinario de cada día en algo extraordinario.

Cuando hablamos de algo tan sutil como es nuestra actitud ante las pruebas, resulta inevitable reconocer la dualidad de fuerzas que compiten dentro de nosotros buscando orientar nuestra vida en una dirección completamente diferente. Junto al deseo de conocernos mejor, comprendernos más y superarnos, también existe la tendencia a conformarnos ante lo conocido, condenar o condenarnos por mucho de lo sucedido y pretender que la vida se ajuste a nuestras particulares exigencias.

Por todo ello hemos de saber alinear el cuerpo, la mente y el alma para volver a conectar con nuestro verdadero potencial y favorecer así que este se despliegue, florezca y alcance su plenitud. Si queremos tener una mayor influencia hacia fuera, debemos indudablemente aprender cómo crecer más hacia dentro.

Cada una de las 365 ideas que aparecen en este libro quiere convertirse en un estímulo que te inspire a recorrer ese espacio que existe entre donde ahora anímicamente estás y donde tú decides que quieres y necesitas estar. Pasar de nuestro mundo conocido —quien creo ser— a uno desconocido —quien realmente soy— requiere de un gran valor y un enorme deseo de superación. No es fácil seguir adelante con entusiasmo, confianza y determinación cuando nos movemos por un terreno tan desconocido e incierto. Por eso, cada una de las ideas que vas a encontrar en estas páginas quiere ayudarte a ser más consciente de tu capacidad real para elegir cómo quieres vivir tu vida. Estas 365 ideas son propuestas para que despiertes a una nueva realidad que, si de verdad lo quieres, puede hacerse presente en tu vida. No te conformes con llevar una vida ordinaria cuando puedes hacer que sea realmente extraordinaria.

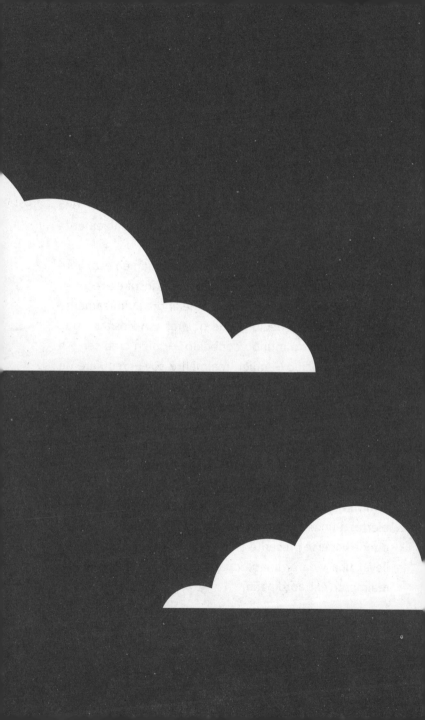

1.

Observa tu mente sin juzgar para poder
llegar a descubrir qué es lo que la enferma
y qué es lo que la sana.

2.

No es lo mismo conocer que comprender.
Conocer te faculta para saber mientras que
comprender te abre el camino
para saber hacer.

3.

El *mindfulness* es mucho más que un conjunto de ejercicios; es una forma diferente de vivir.

4.

El extraordinario valor de la atención plena es su capacidad para transformar cada aspecto de tu existencia, desde la salud hasta la prosperidad.

5.

En un mundo de prisas, fabricar el tiempo necesario para dedicarlo a la práctica contemplativa exige darse cuenta de que esa dedicación merece la pena.
Por eso la pregunta no es cuánto me va a costar, sino hasta dónde me puede llevar.

6.

Estate plenamente presente, momento a momento, en lo que está ocurriendo aquí y ahora. Si tienes paciencia, ilusión y confianza aprenderás a ver lo que antes se mantenía oculto. Esto añadirá nuevas posibilidades a tu vida.

7.

El ser humano es un ser de encuentro. Por eso ser amable, saber empatizar y desarrollar la compasión fomenta la salud, el bienestar y la felicidad, tanto en las personas como en las organizaciones.

8.

Si te lo propones, serás capaz de mantenerte sereno ante las adversidades y los retos. Dentro de ti hay muchos más recursos de los que te imaginas.
Tu pasado no tiene por qué determinar tu futuro.

9.

Encuentra unos minutos al día para estar a solas y en quietud; es una de las mejores formas de mantenerte sano y equilibrado.

10.

No vivas crónicamente tenso, asustado o enfrentado a los demás y al mundo. Esto lo único que te producirá es un mayor deterioro de los tejidos y un envejecimiento más precoz.

11.

No des más importancia a las dificultades
que encuentres en tu camino que a tu
capacidad para hacerles frente. No naciste
para vivir asustado, sino para creer en ti
y en tus posibilidades.

12.

Sentirse acompañado y querido es una de las mejores formas para potenciar el sistema inmune, que es el que te protege de muchas enfermedades.

13.

Aunque lo habrás oído en multitud de ocasiones, la práctica de ejercicio y una nutrición adecuada te van a ayudar a estar mucho más sano mental y físicamente. Comienza a moverte un poco más y sé más cuidadoso con lo que comes.

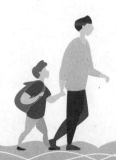

14.

No te dejes envolver por pensamientos perturbadores porque lo único que te generarán será enfado, miedo, preocupación y ansiedad. Este tipo de sentimientos, cuando se mantienen en el tiempo, deterioran el cuerpo, la mente y el alma mucho más de lo que imaginas.

15.

No pases tiempo lamentándote de algo que hiciste o dejaste de hacer ni angustiándote por lo que puede llegar a suceder. Solo existe el presente.

16.

**Si tu pensamiento
te lleva al pasado
para lamentarte
o al futuro para
preocuparte, vuelve
al presente mediante
la observación de los
movimientos
de tu respiración.**

17.

Contar mentalmente las respiraciones es la manera más efectiva de no dejarse absorber por pensamientos negativos. Si quieres calmar la mente, lo primero que tienes que hacer es aprender a enfocar la atención en lo que está sucediendo en este instante.

18.

Duerme al menos siete u ocho horas diarias para que te mantengas atento y tu capacidad de aprendizaje no disminuya. La falta de sueño produce irritabilidad, daña la salud y reduce las facultades mentales.

19.

No dormir lo suficiente merma tu capacidad de comprender, de aprender y de tomar buenas decisiones.

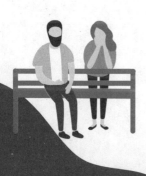

20.

En la raíz de todo sufrimiento está la creencia, el sentimiento de certeza, de que somos seres aislados, separados de los demás y del resto del mundo.
Esto no corresponde a la realidad, sino que es un simple espejismo mental que nos tiene atrapados.

21.

Tener cosas, poder y estatus puede, sin lugar a dudas, ayudarte a llevar una vida más cómoda, pero lo que no puede es darte una vida más feliz. Los vacíos del Ser no se rellenan con el tener.

22.

Del bienestar surge el goce; de la felicidad, el gozo. Por eso la verdadera felicidad viene del Ser, no del tener.

23.

La felicidad es el resultado de conectar con lo que somos y descubrir que nuestra esencia no es material, sino espiritual, y que, por consiguiente, es también inmortal.

24.

No olvides que lo opuesto a la muerte no es la vida, sino el nacimiento.

25.

No vivas con ansiedad el paso del tiempo
o busques formas de pararlo para tener
una mayor sensación de estabilidad.
La impermanencia es un principio de
la naturaleza y por eso, si bien tener
preferencias es muy humano, los apegos
son propios del ego.

26.

La atención plena reduce cualquier nivel de inseguridad e incluso de sufrimiento que padezcas en ciertos momentos difíciles de tu vida. En el mismo origen del sufrimiento está la resistencia a lo que es. Nos gustaría que la Vida se ajustara a nuestras expectativas y esto no solo no es posible, sino que, además, refleja nuestra profunda arrogancia. Estar plenamente presente es dar un Sí a la Vida.

27.

Llevar una vida más cómoda gracias al dinero, el poder y la fama puede hacer que experimentes mayor bienestar, aunque no necesariamente más felicidad.

No confundas el goce del tener con el gozo del Ser. No son incompatibles entre sí, simplemente diferentes. Aprende a no confundir precio con valor. Hay cosas que valen poco y, sin embargo, se paga un gran precio por ellas.

28.

La mejor manera de reducir el estrés dañino o distrés es crear vínculos afectivos con otros seres humanos. La soledad no elegida es perjudicial para la salud y puede reducir la expectativa de vida. Cuida de tu familia y de tus amigos para que sus vínculos emocionales sean más sólidos.

29.

Si te notas apresado por el «ruido mental», aprende a volver una y otra vez, con firmeza y amabilidad, a las sensaciones de tu respiración y a las de tu cuerpo. Recuerda que la clave para reducirlo es entrenar la atención.

30.

Para prevenir enfermedades, potenciar el rendimiento y mejorar la relación con otras personas evita quedar atrapado en sentimientos de culpa o vergüenza. Estos, lejos de ayudarte a progresar, van a hacerte sentir pequeño e insignificante. Tomar conciencia del error cometido o del daño causado y sentir tristeza ante ellos es necesario para aprender de los fallos y reparar los daños. Sin embargo, sentimientos como la culpa y la vergüenza son creados por nuestra mente condicionada y no añaden ningún valor.

31.

Las prácticas contemplativas
—la meditación— potencian la capacidad
de ver con mayor claridad y de amar con
mayor entrega y generosidad. Dedica diez
minutos al inicio de la mañana para serenar
y equilibrar tu mente. Así conseguirás que
algo tan sencillo tenga, sin embargo, un
impacto beneficioso en lo que hagas
en el resto del día.

32.

La meditación te ayudará a que conectes con tu verdadera esencia, con tu auténtico Ser. Descubrirás tu identidad real no a través del razonamiento, sino a través de la revelación. Lo que eres trasciende y va más allá de lo que piensas que eres.

33.

Para crecer y mejorar, aprende a tomar
decisiones arriesgadas. Cuando tomes
decisiones importantes en tu vida, no
permitas que la curiosidad natural por
conocer y descubrir sea reemplazada por
el miedo a dejar el mundo que conoces y a
entrar en uno que desconoces. Recuerda
que para descubrir un nuevo continente
hay que tener el valor de perder
de vista la playa.

34.

Explorar situaciones nuevas y salir de tu zona de confort no surgirá muchas veces de tu valentía, sino de tu curiosidad.

35.

Tu curiosidad vencerá al miedo con más frecuencia que tu propia valentía. Si tienes presente que el mundo real es más benévolo que el mundo mental, verás en la incertidumbre no solo el riesgo, sino también la oportunidad.

36.

Atrévete a ser curioso. La curiosidad forma parte de la naturaleza humana. Si nos hubiéramos dejado guiar por la conocida frase «más vale pájaro en mano que ciento volando», todavía seguiríamos viviendo en cuevas.

37.

Si eres una persona curiosa te preguntarás sobre cosas que te sorprenden y desconciertan. Mantener la capacidad de asombro es importante para salirse del propio «mapa mental» y descubrir todas las posibilidades que se encuentran en ese territorio que existe más allá de dicho mapa.

38.

Tu curiosidad está íntimamente conectada con tu creatividad. Hasta los cinco años de edad el 98% de los niños son creativos. ¡Qué curioso que sea precisamente esta una época caracterizada también por el desarrollo de una gran curiosidad!

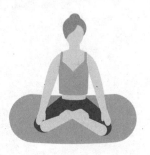

39.

La curiosidad te llevará a explorar con verdadero interés y capacidad de asombro nuevas formas de relacionarte contigo mismo, con los demás y con el mundo.

40.

No juzgues las experiencias como buenas
o malas, agradables o desagradables,
correctas o incorrectas, deseables o
indeseables. No seas juez y conviértete
en explorador. Pregúntate qué hay de
valor en todas ellas. Aprende a extraer el
grano de la paja. Algunos de los mayores
descubrimientos fueron el resultado
de observar con los ojos de la curiosidad
lo que en apariencia era un
lamentable error.

41.

La práctica del *mindfulness* tendrá un impacto positivo en tu vitalidad, en tu sabiduría, en tu entusiasmo y en tu serenidad. Cuando lo practicas estás cambiando el sistema operativo del cerebro y pasas de lo que es una mente errante a lo que es una mente enfocada. No hay nada más efectivo para empezar a cosechar nuevos resultados en la vida.

42.

A través de la empatía y de la compasión serás capaz de entender el sufrimiento de otras personas y desearás mitigarlo. Recuerda que la empatía es intuir el sentir de la otra persona, mientras que la compasión es esa misma empatía puesta en acción.

43.

Recuerda que la empatía no es lo mismo que la simpatía. Tú puedes entender los sentimientos de una persona sin tener por ello que estar de acuerdo en las acciones que emprende por cómo se siente.

44.

La empatía hace que una persona se sienta comprendida. Esto posibilita que también se abra a nuestra influencia y se plantee nuevas y más eficaces formas de cubrir sus necesidades.

45.

Empatizar es entender la manera en la que una persona experimenta ciertas cosas y cómo se siente frente a ello. Antes de esperar que alguien te comprenda, intenta comprender tú primero.

46.

La empatía pide curiosidad, interés por conocer y humildad para escuchar.

47.

Los juicios que hagas sobre un
asunto determinado dependen de tus
condicionamientos previos, que son a
su vez el resultado de los recuerdos de
una serie de experiencias y de cómo
viviste aquellos hechos a través de la
interpretación que hiciste de los mismos.
Por eso ten la humildad de reconocer
que tus juicios son siempre consecuencia
de una visión muy limitada de las cosas.
Mantén la mente abierta y curiosa
para poder así expandir esa visión.

48.

No juzgues a otras personas pensando que solo tu punto de vista es el único que se ajusta a la realidad.

49.

Puedes ser muy duro con una conducta sin por ello atacar, despreciar, humillar o avergonzar a quien la ha llevado a cabo. La asertividad es lo que te permite ser firme sin ser cruel. Para ser asertivo has de tener claro que tu verdadera intención es ayudar y no castigar, vengarte o sentirte superior.

50.

No castigues o avergüences a una persona por haber cometido un supuesto error. Puedes dar una respuesta firme al problema sin tener que reaccionar con dureza. No hagas nunca leña del árbol caído.

51.

Las torpezas, las inseguridades, las debilidades y las incapacidades te harán sentir descontento e insatisfacción. No te dejes engañar por las apariencias ni por tu forma de verte en esos momentos tan pequeño e insignificante. A veces solo cuando uno aguanta en ese «infierno» pueden abrirse las puertas del «cielo» y descubrir en uno mismo, y no sin sorpresa, unos recursos y unas capacidades que se mantenían ocultos. En no pocas ocasiones la piedra ha de ser fundida para que aparezca el oro.

52.

No cambies ni te conviertas en alguien distinto al que eres; tan solo descubre quién eres de verdad. ¡Ábrete a la sorpresa, al asombro y a la grandeza!

53.

No olvides que lo que se resiste, persiste. Por eso no intentes cambiar a alguien porque tenga una forma de ser que a ti no te gusta. Conseguirás el efecto contrario al resultado que anhelas.

54.

Cuando te des cuenta
de lo que importa de
verdad, muchas de
tus preocupaciones
e inquietudes
se desvanecerán.

55.

Si pierdes la serenidad y la confianza en tus posibilidades, si se desvanece en ti la alegría y el entusiasmo, no vivirás, simplemente existirás.

56.

Las heridas emocionales se pueden
reactivar con el comentario más trivial.
Ten cuidado con que las críticas
desafortunadas o las interpretaciones mal
entendidas te impidan actuar en libertad.
Libre no es quien reacciona,
sino quien responde.

57.

Si alguien, aunque sea inadvertidamente, reactiva en ti a través de un comentario, un gesto o una acción alguna de las heridas emocionales que todos tenemos, seguramente responderás de forma automática con furia. No te culpes por ello y haz un ejercicio de compasión contigo mismo. Comprende que la verdadera libertad, la capacidad de responder en lugar de reaccionar, es una conquista diaria.

58.

La práctica del *mindfulness* es capaz de sanar las heridas emocionales y de reparar las disfuncionalidades que tiene la mente. La práctica del silencio abre un espacio para que ese médico de cuerpos y almas que todos tenemos en nuestro interior pueda ejercer su labor.

59.

Los seres humanos cargamos con dos pesadas maletas que no vemos, pero sí sentimos: la de las lamentaciones por el pasado y la de las preocupaciones por el futuro. Ese enorme peso nos impide vivir plenamente en el presente. Decide hoy soltar ambas para poder moverte con mayor soltura y libertad.

60.

No huyas de aquello que no te gusta por medio de las drogas, el alcohol, las compras compulsivas o los juegos de computadora. Nadie encuentra la respuesta huyendo.

61.

Vive el fracaso
como algo que
no salió como
esperabas y no como
una muestra
de tu incapacidad.

62.

Una vida con sentido es una vida feliz; una vida feliz no es una vida sin dificultades o aflicciones, sino que es una vida plena que se vive con profundo sentimiento de asombro y gratitud.

63.

No etiquetes a las personas como si fueran
simples objetos porque no lo son.
Ver a alguien como un recurso o como un
obstáculo es privarle de aquello que le
distingue de los objetos y que no es otra
cosa que su humanidad.

64.

Dado que quien busca encuentra, no busques activamente ampliar los defectos del otro. Si haces esto le verás bajo una percepción cada vez más negativa.

65.

Si intentas corregir la actitud de alguien en un momento en el que te sientes tenso y enfadado, lo único que lograrás será provocarlo aún más.

66.

Aunque no te gusten o no estés de acuerdo con ella, no juzgues y condenes a una persona por sus ideas. Ella es mucho más que aquello que piensa o defiende.

67.

Ninguna persona es más importante o superior a otra. A nivel del hacer sí puede haber una gran diferencia que marca lo correcto de lo incorrecto, lo que construye de lo que destruye. Sin embargo, a nivel del Ser, de lo que uno es, todos somos un rayo de luz que está oculto detrás de un velo de mayor o menor oscuridad.

68.

Intentar someter a otros para que hagan lo que tú quieres evidencia el deseo imperioso de demostrar quién es el que de verdad manda. Ningún auténtico líder utiliza esta estrategia para movilizar a los demás a la hora de conseguir determinados resultados.

69.

Si entrenas tu mirada para buscar en otras
personas lo que te gusta y admiras de ellas,
acabarás encontrándolo. Entrenar una
nueva forma de mirar tarde o temprano
te dará acceso a una nueva forma de ver.

70.

Si desarrollas la empatía empezarás a darte cuenta de la confusión, el miedo y la soledad en el que se ven envueltas la mayoría de las personas.

71.

En las palabras pronunciadas por Jesús de «amar a tus enemigos» radica la clave para vivir en un mundo en paz. El amor no precisa ser un sentimiento y, de hecho, la forma más elevada de amor, *agápē* en griego, no es un sentimiento, sino una elección. Es tratar a alguien como si lo quisieras.

72.

Para empatizar con alguien es importante reconocer que cada uno de nosotros tenemos tan solo un punto de vista. La realidad puede ser observada desde múltiples perspectivas y, por tanto, hemos de ser respetuosos con todas ellas.

73.

Una mente que enjuicia no puede conocer ni comprender lo que está más allá de su punto de vista. Para juzgar primero hay que estar dispuesto a explorar y para eso hay que tener humildad.

74.

Para empatizar necesitas saber escuchar.
Escuchar es prestar atención a una
persona como si fuera en ese momento
lo más importante de tu vida. Quien se
siente escuchado de esa manera, se siente
valorado y empieza a confiar.

75.

Buscar el encuentro, la conexión con otros seres humanos, tiene un efecto positivo en la salud, el bienestar y la felicidad. La oxitocina es una hormona protectora del organismo y se libera en la sangre cuando, en una determinada relación, el afecto está presente.

76.

Intentar cambiar a los demás para que sean como creemos que deberían ser es un error. Lo que sí se puede hacer es ayudarles a darse cuenta de lo que no están viendo. Eso no suele suceder si se quiere forzar dicho cambio o dicha toma de conciencia.

77.

Un mayor nivel de conciencia siempre va acompañado de un mayor nivel de compasión. Si comprendes por lo que están pasando algunas personas, es más fácil que entiendas también algunas de sus conductas, aunque te parezcan inadecuadas.

78.

Cuando las personas a las que ayudamos no nos muestran agradecimiento es normal y humano experimentar cierto nivel de decepción. Si pasas a una situación de enojo, pregúntate si lo hiciste para ayudarlas o para que te lo agradecieran. Si tu sentimiento dominante es la frustración o el resentimiento, ya conoces la respuesta.

79.

Si has sufrido mucho a lo largo de tu vida, no conviertas ese dolor en agresividad y violencia. Es triste ver cómo personas que han sido heridas —todos lo hemos sido en mayor o menor grado— se dedican a lastimar a otros como si esto redujera su nivel de sufrimiento en lugar de aumentarlo.

80.

Todos, conscientes como somos de nuestra vulnerabilidad y de nuestra fragilidad, generamos barreras dentro de nosotros y también hacia los demás para intentar ocultarlas. Comprender que estar obsesionados en ser perfectos es un error porque nos induce a rechazar esa vulnerabilidad y esa fragilidad, facilita que nos abramos a amar ese conjunto de luces y sombras que somos. Cuando en lugar de amar solo lo que nos gusta de nosotros y rechazar lo que nos disgusta nos amamos como un todo, empiezan a emerger de nuestro interior grandes recursos que ni sabíamos que teníamos.

81.

Cuando nos miremos con ojos más amables y compasivos, nuestra reactividad ante los comentarios o acciones de otras personas se reducirá de forma significativa. Es como si el hecho de haber reparado nuestra relación con nosotros mismos hubiera tenido también un impacto en las relaciones que tenemos con los demás.

82.

Con la práctica del *mindfulness* no dejarás de sentir momentos de tensión y sentimientos de ansiedad, miedo o enfado, lo que evitarás es quedar atrapado en ellos. Recuerda que un simple empujón nos desequilibra a todos. Lo que no has de permitir es quedarte desequilibrado cuando ese empujón ya forma parte del pasado. Cuando una persona vive en estado de desequilibrio, sufre su salud, su trabajo, sus relaciones, su bienestar y su felicidad.

83.

No podrás resolver de una manera eficiente y creativa aquellos problemas con los que te encuentras si primero no consigues volver a tu centro, a tu punto de equilibrio.

84.

Asumir el rol de víctima para superar los fracasos, las frustraciones y las injusticias puede proporcionar cierto alivio; sin embargo, es ficticio y momentáneo. Lo que de ninguna manera va a hacer es ayudarte a superar eso que necesita ser superado.

85.

Si ante un problema te dejas envolver por la desesperanza y la sensación de impotencia, no darás ni un solo paso para resolverlo. Da ese paso que, aunque parezca insignificante, no lo es. Cuando pongas en marcha una acción, por modesta que sea, el cerebro empieza a creer que hay una solución y que, además, está en el proceso de encontrarla. Así se pasa sutilmente del creer al crear.

86.

Sé consciente de que vas a vivir
provocaciones, decepciones, desilusiones,
fracasos e injusticias. Aprende a afrontar
estas situaciones no desde ese yo que todo
lo quiere controlar, sino desde ese no-yo
que se deja sorprender ante
la grandeza de la Vida.

87.

Ante los reveses, aprende y persiste. Recuerda que lo que muchas veces separa a los triunfadores de los que no lo son es su capacidad de mantenerse firmes en medio de la dificultad. Lo importante no es solo lo que sabes hacer, sino sobre todo cuándo eres capaz de hacerlo. Confiar cuando todo va bien lo hacen casi todos. Solo unos pocos son también capaces de hacerlo en esos momentos en los que la vida los pone a prueba.

88.

Si tienes un impacto positivo e inspirador en las personas que te rodean, podrás mejorar el mundo en su conjunto. Somos como ondas en medio de un lago. Nuestro impacto llega mucho más lejos y es más profundo de lo que muchas veces imaginamos.

89.

Valora adquirir conocimientos amplios y profundos y, sobre todo, valora saber ponerlos en práctica. Lo que más te va a ayudar en la vida no son los conocimientos, sino las competencias. Entre el saber y el saber hacer hay un puente que cruza esos dos mundos y que se llama entrenamiento.

90.

Si ante una situación compleja dejas que el miedo, la desesperanza o la sensación de impotencia te dominen, harás lo que sea para salir de ese espacio emocional tan incómodo. Esto se logra buscando culpables, huyendo o bloqueándote. Si usas cualquiera de estas salidas, olvídate de que la mente encuentre una solución. Hay que aguantar con serenidad y con la confianza de que si no te brinda una salida fácil, el cerebro no tendrá más remedio que poner en marcha su creatividad para proporcionarte una solución.

91.

A diferencia del pensamiento automático que sirve para poco, el pensamiento profundo, la reflexión, tiene un gran valor. Sostener en la mente cualquier pregunta o cuestión sin querer darle una respuesta fácil y superficial hace que se activen en el cerebro procesos asociativos capaces de ofrecernos una nueva perspectiva que previamente no habíamos considerado.

92.

No te preguntes cómo tener más éxito en la vida y cómo llegar a ser alguien importante, sino quién o qué define el éxito. En realidad ya eres todo lo importante que hay que Ser.

93.

En el momento que empieces a redefinir lo que para ti es el éxito, también empezarás a precisar lo que es el fracaso. No se puede entender la luz sin la oscuridad ni el día sin la noche.

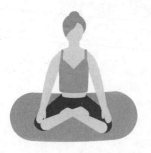

94.

Tener éxito no implica necesariamente ganar mucho dinero, hacerse muy famoso o formar parte de una élite social altamente considerada. Estos tres elementos, poder, fama y dinero, forman una parte fundamental de ese eje alrededor del cual se mueve la sociedad. Lo importante es que seas tú quien decida el valor que van a tener todos ellos en tu vida.

95.

El verdadero propósito de la vida es solo uno: que alcances tu plenitud y ayudes a otras personas a lograr lo mismo. Para ello comprende que tienes un extraordinario potencial, aprende a desplegarlo y ayuda a que florezca.

96.

Hace falta saber mirar para poder ver. Y para poder ver has de mirar lo que hasta ahora no estabas mirando.

97.

Las dificultades, los fracasos, las frustraciones y las injusticias no son los obstáculos que te impiden avanzar, sino que constituyen en sí el propio camino que te va a ayudar a progresar. Por eso y por incómodas que sean ciertas situaciones, lejos de quejarte, plantéate qué es lo que puedes hacer tú para mejorarlas.

98.

Aprende a confiar en que dentro de ti hay una sabiduría mucho mayor que la que procede de tus confusos pensamientos y de tu limitada percepción.

99.

Abrirse y rendirse a la sabiduría de la Vida es dejarse guiar y moldear por ella.

100.

Sé humilde y reconoce que, aunque lo que estés percibiendo puede ser verdad, es siempre una percepción muy limitada de la realidad. Esto te ayudará a abrir tu mente y tu corazón a otras formas de ver esa misma realidad.

101.

Los seres humanos combinamos una gran fragilidad que nos invita a ser humildes con una excepcional grandeza que nos llama a ser agradecidos. Quien solo se ve frágil es difícil que crea en sí mismo y en sus posibilidades. Quien solo se ve grande es fácil que se vuelva arrogante e incapaz de preguntar, escuchar y aprender.

102.

Ante una situación difícil e incómoda en la que sientes que la presión te puede, no te dejes arrastrar por la tentación de buscar culpables. Pon toda tu atención en buscar una solución.

103.

Cada uno tiene sus razones para pensar como lo hace y no tenemos que tratar de convencernos unos a otros de lo contrario. Tú puedes favorecer que otra persona reconsidere su posición, pero no debes intentar forzarla a que lo haga.
Si lo haces tal vez cambie, pero no será por convencimiento, sino por miedo.

104.

Si consideras que solo tú conoces lo que es bueno y verdadero o lo que más le conviene a otra persona, estarás cerrando tu mente y tu corazón a otras posibilidades. Déjate sorprender por nuevas formas de ver las cosas.

105.

Si no te tomas las provocaciones de forma personal o si eres consciente de que no pasa nada por no ser el que más destaca en una reunión o el que muestra mayor ingenio estarás más cerca de entrar en contacto con una realidad mucho más amplia que la que contemplabas hasta el momento.

106.

Abrirte al asombro y a la sorpresa es también abrirse a la Vida. Salir del mundo conocido y penetrar en lo desconocido e incierto siempre da vértigo. Ten confianza en que si lo que buscas es el crecimiento personal y la contribución, cuando des un paso en el vacío se te mostrará algo en lo que apoyarte o te enseñarán a volar.

107.

Ten en cuenta que el camino del fracaso y el del triunfo son el mismo, aunque recorridos de una forma muy distinta. Un triunfador es, al fin y al cabo, un perdedor que nunca se dio por vencido.

108.

Todos estamos condicionados por las experiencias vividas, por eso nos cuesta tanto trabajo ser de otra manera de la que somos. Si muestras compasión ante tus defectos e ilusión por mejorar, te convertirás poco a poco en la persona que estás llamada a Ser.

109.

La firmeza en la corrección de ciertas conductas y el establecimiento de una serie de límites que no se han de sobrepasar no necesitan ser acompañadas por el deseo de venganza hacia el transgresor.

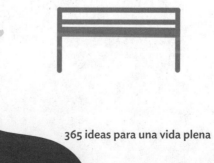

110.

La falta de límites en la actuación de los individuos puede tener consecuencias muy graves en la sociedad. Muchas veces ciertas conductas inadecuadas se implantan en una determinada cultura porque nadie supo hacerles frente, no con ansias de desquite, sino con verdadero poder interior e intención de mejora.

111.

Toda decisión y toda indecisión tienen sus consecuencias y, por tanto, antes de emprender una acción relevante date un tiempo para hacerte cuatro preguntas: ¿Qué es lo mejor que puede pasar si hago esto? ¿Qué es lo peor que puede pasar si hago esto? ¿Qué es lo mejor que puede pasar si no hago esto? ¿Qué es lo peor que puede pasar si no hago esto?

112.

La violencia, por justificada que te parezca, solo genera más violencia, introduciéndote en una espiral negativa de la que no puede surgir nada favorable. Lo que necesitas es sustituir la fuerza bruta por el poder interior.

113.

Recuerda que el poder se impone mientras que la autoridad se reconoce. Los verdaderos líderes no luchan por el estatus. Su meta está en mejorar como seres humanos para contribuir al bienestar y la felicidad de otros seres humanos. Eso es lo que los hace tan especiales.

114.

El cuerpo tiene una sabiduría que supera lo que el intelecto es capaz de comprender. Por eso es tan importante renunciar a la obsesión por controlar todo lo que el cuerpo hace, hasta la forma en la que respira. Considera tu cuerpo como un extraordinario compañero de viaje y no como un simple carruaje que te lleva de un sitio a otro.

115.

Saborear los alimentos mientras comes es dar al sentido del gusto, que es parte de tu cuerpo, el protagonismo del proceso. Cuando no lo haces así, entonces comes con la mente y no con el cuerpo. Esto aumenta la cantidad de aire que ingieres, hace que comas más de lo que debes y empeora el funcionamiento del tubo digestivo. En las ansias que tiene el yo de controlarlo todo, interfieres esos procesos del no-yo que son de mucha mayor eficiencia.

116.

La sabiduría del cuerpo conoce cosas que la razón desconoce, y hace lo que puede para que prestes atención a sus mensajes.

117.

Conecta con tu cuerpo para escuchar lo que te está diciendo. Este lleva la cuenta de lo que te sucede. Si conectas con él, si lo cuidas, si le prestas atención, notarás como hay ciertas dimensiones de tu vida que sorprendentemente empezarán a mejorar.

118.

Las prácticas de disciplinas tales como el yoga o el *qi gong* reconectan el cuerpo con la mente y por eso son fuente de armonía, salud y bienestar. En muchos traumas emocionales se aprecia una gran desconexión entre la mente y el cuerpo, y por ello la práctica de uno o de otro añade tanto valor a la resolución de dichos traumas.

119.

No camines solo para llegar a los sitios, sino para sentir las sensaciones al caminar. Esta es una extraordinaria forma para reconectar con tu cuerpo.

120.

Es en el cuerpo y no en el pensamiento donde habita la Vida. Cada vez que un pensamiento te llene de angustia o de desesperanza lleva tu atención a las sensaciones táctiles que vengan de él. Si lo haces así, volverás a tu centro y tu forma de ver las cosas ganará en perspectiva y claridad.

121.

Estar plenamente atentos a lo que está pasando aquí y ahora cambia de manera radical la forma en la que opera el cerebro. Acostumbrados como estamos a vivir con un alto nivel de distracción, no caemos en la cuenta de que esto está afectando negativamente a nuestra salud, eficiencia, bienestar y felicidad.

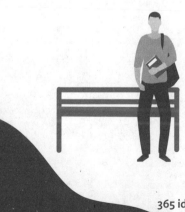

122.

Cuando estás concentrado en una tarea
sin dejarte arrastrar por la cantidad de
pensamientos que genera tu mente
condicionada mejora tu rendimiento
y tu capacidad de aprendizaje, porque
hay áreas de tu cerebro que conectan
automáticamente tres cosas: lo que está
ocurriendo ahora, tu experiencia pasada y
las posibles implicaciones futuras.
Por eso te mueves sin saberlo
en la línea del tiempo.

123.

La verdadera felicidad se encuentra en un espacio que está fuera del pensamiento. Este es un producto de la mente y esta es el instrumento del Ser. Lo que ocurre es que le damos tanto valor al instrumento que acabamos creyendo que somos lo que pensamos.

124.

Cuando la imaginación te permite volar a lugares agradables para evitar momentos dolorosos o difíciles, lejos de tomar la mejor opción estás tomando una que solo lo parece. Nunca se encuentra la respuesta huyendo.

125.

El miedo no solo tiene como enemigo natural a la valentía, sino también a la confianza, a la curiosidad y, por supuesto, al amor. Las personas que viven con más amor a la vida también viven con menos miedo.

126.

Si practicas la meditación veinte minutos al día durante ocho semanas, tu respuesta ante las provocaciones y las ofensas será más respetuosa y compasiva. Poco a poco irás percibiendo que todo en la vida es una expresión de amor o una petición de amor, aunque dicha petición esté muchas veces disfrazada con el traje de la ira.

127.

No reacciones a las provocaciones
y las ofensas desde el miedo, la inseguridad
o las ansias de control, sino desde la
serenidad, la compasión y la sabiduría.
Añadir gasolina a un incendio nunca sirve
para apagarlo.

128.

Las decisiones que tomas suelen ser bastante previsibles porque las decides desde una zona de confort en la que te fue bien en el pasado. Recuerda que lo que te ha traído adonde estás hoy no necesariamente te va a llevar adonde necesitas estar mañana.

129.

Desde un menor condicionamiento mental y una visión más amplia de la realidad puedes tomar mejores decisiones. Para superar dicho condicionamiento mental y para potenciar esa visión pregúntate qué te hace en falta en tu vida y qué es lo que te gustaría experimentar que hoy en día no estás experimentando. Si reflexionas acerca de estas dos preguntas, te darás cuenta de que solo si tomas nuevas decisiones podrás tener nuevas experiencias.

130.

Cuando nos sentimos amenazados por una situación tendemos a aferrarnos a lo conocido, a lo que sabemos hacer y a aquello que controlamos. Por eso buscamos seguridad en nuestra zona de confort sin ser conscientes de que ahí estamos todo menos seguros.

131.

Aprende a sentirte cómodo en medio de la incertidumbre. No cabe duda de que todos sentimos vértigo ante lo desconocido. Por ello es importante que te entusiasmes ante la oportunidad oculta que puede existir en esa misma incertidumbre.

132.

No practiques la ley del talión, el ojo por ojo y diente por diente, sino la empatía, la compasión y el perdón. La ira, el resentimiento y la sed de venganza solo traerán más miseria a este mundo.

133.

El odio no es lo opuesto al amor. Lo opuesto al amor es el miedo. La mayor parte de nuestros miedos son creaciones de una mente condicionada para evitar que descubramos el verdadero poder transformador del amor.

134.

Aunque lo que decimos es, sin duda, importante, el cómo lo decimos es lo que más impacta en una comunicación. Por eso habla desde un corazón en paz y no desde un corazón en guerra.

135.

Durante las prácticas contemplativas desaparece la línea del tiempo pasado-presente-futuro y se entra en contacto con un presente continuo. Es desde este de donde emerge el poder de mejorar radicalmente nuestras vidas. El verdadero presente se acompaña de ausencia de ruido mental, observación atenta y paz interior.

136.

Cuando recuerdes los errores del pasado, sin pretender con ello justificarlos, es importante que tengas presente que ciertas decisiones que tuvieron consecuencias negativas las tomaste con el nivel de conciencia que entonces tenías y no con el que tienes ahora.

137.

Mirar los errores pasados con compasión no significa ser permisivo con ellos, sino ver en ciertas actuaciones nuestra ignorancia y no nuestra maldad. Quien ve ignorancia tras un error busca la corrección; quien ve maldad busca el castigo.

138.

El pensamiento es un simple instrumento cuyo alcance es muy limitado, sobre todo por el gran condicionamiento que ha sufrido la mente a lo largo de la vida. Para nosotros, pensar es actuar para resolver. Sin embargo, las actuaciones más efectivas no suelen venir del proceso de pensar, sino de algo mucho más sutil y profundo. A eso es a lo que llamamos conciencia o capacidad de darse cuenta no solo de lo que se piensa, sino sobre todo de lo que se es.

139.

Dado que en el ser humano las dimensiones corporal, mental y anímica están tan íntimamente unidas, cuidar de cualquiera de estas dimensiones tiene un efecto positivo en las otras dos. Si cuidas tu cuerpo, tu mente funciona mejor y experimentas un mejor estado de ánimo. Si sabes enfocar tu mente, tienes más energía y eres también más capaz de contribuir. Si aprendes a ser agradecido en la vida, tienes más sentimientos positivos y tu sistema inmune trabaja mejor. Cuerpo, mente y alma son tres realidades que se pueden distinguir, pero no se pueden separar.

140.

De los niños hemos de aprender al menos cinco cosas: la extraordinaria curiosidad que tienen para explorar el mundo; su tesón para levantarse cuando se caen; la pasión que tienen por jugar; la gran capacidad de asombro que muestran, incluso ante las cosas más sencillas, y la facilidad y frecuencia con la que se ríen.

141.

Abrirse a la sorpresa y al asombro es reconocer que nuestra visión de las cosas, hasta las más cotidianas, puede estar limitada. Etiquetar, catalogar, es muy útil para pasar rápidamente de una cosa a otra. Para lo que no sirve es para conocer algo en profundidad. Es solo la observación, atenta y sin juicio, la que nos permite reconocer nuevos aspectos en cualquier cosa, persona o situación. Para poder ver no solo hay que saber mirar, sino también saber sostener esa mirada.

142.

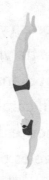

No percibas el tiempo como un enemigo
que te roba la vida y al que nadie ha
conseguido vencer. Ve en el paso del
tiempo la necesidad de saber priorizar.
Hacerlo es también saber valorar.
No dejes que lo que es urgente, pero no
importante, ocupe el lugar de aquello que
es importante, aunque todavía
no sea urgente.

143.

Si ganas en eficiencia, dispondrás de más tiempo. Si organizas el día decidiendo de antemano dónde poner tu atención y tu energía, te será más fácil decir no a aquello que no va a añadir valor a tu vida.

144.

Cuando la mente pasa de estar tensa y errante a estar en calma y enfocada, mejoras tu eficiencia. Gran parte de la presión interior que no te deja pensar con claridad y tomar buenas decisiones tiene dos orígenes: la inercia y la resistencia para pararte a reflexionar y decidir qué es importante y qué no y el miedo a las consecuencias de decir *no*, olvidando que para decir *sí* a algunas cosas tienes que aprender a rechazar otras.

145.

Necesitas tener una visión que te inspire, un qué quieres conseguir y un por qué lo quieres lograr. Esa visión ha de sostenerse en un propósito, en el descubrimiento de un para qué lo quieres alcanzar.

146.

El verdadero trabajo que un héroe o una heroína han de hacer no es el de enfrentarse a su propio ego para intentar destruirlo, sino emprender muchas veces el largo y sinuoso camino en el cual poco a poco uno se va desidentificando de su ego, con sus apegos y aversiones, y va descubriendo quién es en realidad.

147.

Cuando dejes de reaccionar automáticamente a condicionamientos previos podrás emprender acciones más serenas, lúcidas, confiadas y compasivas. Eso será una clara expresión de que estás dejando de ser quien no eres y estás empezando a manifestar quien realmente eres.

148.

No permitas que la arrogancia, esa vanidad de vanidades que tantos tenemos, descarte de entrada aquello que la limitada razón es incapaz de comprender. Decir «yo soy así y siempre lo seré» es un gesto de soberbia porque niega la posibilidad de un cambio. Imagínate un gusano repitiéndose una y otra vez «yo nací gusano y moriré gusano». ¡Qué triste que transcurra su vida sin descubrir lo maravilloso que es volar!

149.

No te empeñes en que se cumplan tus expectativas porque vivirás permanentemente frustrado. Decide tus objetivos, ten tus preferencias sin estar apegado a ninguna, trabaja duro y con ilusión y fíate de un universo que está siempre a tu lado. Pon el alma en lo que haces y los resultados en manos de ese universo que es sabio y que sabe perfectamente lo que más te conviene.

150.

Comprender que vives en un universo benévolo y no en uno hostil es uno de los descubrimientos más transformadores que un ser humano puede hacer a lo largo de su vida. Por eso, ante unas experiencias dolorosas, no te hundes en la desesperanza, sino que te abres al misterio.

151.

Cuando vayas a comer dedica unos minutos a contemplar los alimentos que están en la mesa y expresa en silencio tu gratitud por todo aquello que ha hecho posible que estén ahí. Desde la tierra, el agua y el sol hasta el trabajo de los seres humanos, sin cuyo esfuerzo y dedicación hoy tu plato estaría vacío.

152.

Si comes con conciencia plena, el proceso de masticación y salivación será mucho más completo y esto facilitará la digestión. Recuerda que una buena digestión tiene un efecto positivo en el cerebro, reduce los niveles de ansiedad y mejora el funcionamiento del sistema inmune.

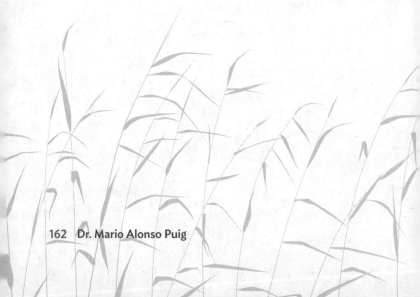

153.

Si comes con conciencia plena necesitarás ingerir menos alimentos para sentirte saciado, pues comerás con el cuerpo y no con la mente. Comer con el cuerpo alarga la vida; hacerlo con la mente puede llegar a acortarla.

154.

Puede que comer deprisa y a deshoras reduzca momentáneamente tu ansiedad, pero generarás otros problemas como el aumento de peso, la acumulación de aire y las molestias abdominales. El aparato digestivo está interactuando siempre con el cerebro, afectando el funcionamiento de este y favoreciendo la aparición de un cuadro de ansiedad.

155.

El diafragma es un músculo que recibe dos
tipos de nervios, uno de los cuales depende
de la voluntad, mientras que el otro no.
Por eso sigues respirando cuando duermes.
Aprender a no interferir en el movimiento
del diafragma es esencial para mantenerse
en calma. Si dejas que sea el cuerpo, con
su sabiduría, quien se encargue de llevar el
ritmo de la respiración, disfrutarás
de más salud y bienestar.

156.

El diafragma induce mejoras significativas en la oxigenación de la sangre y, además, favorece nuestro equilibrio interior. Por eso volver a una respiración natural sin interferencias de la mente reactiva tiene un impacto favorable que va más allá de lo puramente físico.

157.

Caminar no solo sirve para desplazarse,
sino que, además, nos recuerda que
para dar un paso hacia adelante hay que
pasar de estar apoyado en los dos pies a
apoyarse solo en uno. Esto significa pasar
momentáneamente de una posición de
completo equilibrio a una de desequilibrio.
Si quieres avanzar en la vida tienes que
estar dispuesto a lo mismo: a aceptar
momentos de incertidumbre
y falta de control.

Si no te sientes a gusto con tu cuerpo puedes hacer dos cosas: rechazarlo o amarlo. Si lo amas, lo cuidarás y, al hacerlo, te indicará un camino que la mente no te puede mostrar.

Dr. Mario Alonso Puig

159.

Una gran parte de la tensión emocional que sufres se acumula a lo largo de la columna y, sobre todo, en los músculos que se insertan en ella. Hoy se habla de la existencia de verdaderas «corazas musculares» que no solo generan molestias, sino que, además, interfieren en la correcta circulación del *qi*, esa energía vital que se mueve siguiendo los distintos meridianos del cuerpo.
Por eso, todo aquello que favorezca la relajación de tu cuerpo también favorece el correcto fluir del *qi*.

160.

Las preocupaciones y las inquietudes de cada día dejan huella en el rostro, tensándolo más y más. El distrés, o estrés negativo, aumenta los radicales libres y acelera el envejecimiento. Aprender a relajar el rostro y a sonreír tiene un impacto en todo el cuerpo, ya que, debido a la conexión tan íntima que existe entre este y la mente, se genera un estado de calma y serenidad, el cual a su vez reduce la producción de dichos radicales libres.

161.

Cuando en tus momentos de mayor
debilidad te compadeces de ti mismo, estás
demostrando que tienes, por una parte,
la humildad necesaria para reconocer tu
fragilidad y, por otra, la grandeza para
ofrecerte un regalo que solo puede surgir
de un corazón noble.

162.

Tu corazón no está para favorecer la guerra, sino para ser fuente de paz.

163.

El corazón entiende que quien proclama la violencia o la vergüenza como su método también ha tomado el autoengaño como su principio.

164.

Una mente que está asociada a un bajo nivel de conciencia tiene la capacidad de crear miseria, originar enfrentamientos, producir sufrimiento y, además, generar enfermedades.

165.

Una mente libre de ego cae en la cuenta de que su función es la de ser un instrumento de la conciencia, conectando el mundo del espíritu con el de la materia. De esta forma, la conciencia puede utilizar la mente para crear un mundo de paz y de abundancia en lugar de uno de violencia y escasez.

166.

Muchos de tus problemas se desvanecerían si supieras la extraordinaria dignidad y el enorme potencial que existen dentro de ti. Es entonces cuando también comprenderás que no solamente tienes vida, sino que, además, eres vida.

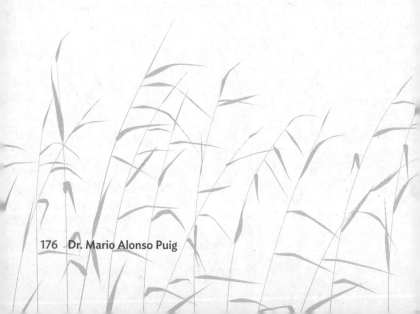

167.

Para comprender a una persona es necesario que la contemples como si fuera un paisaje único y excepcional. Si haces esto, superarás la tendencia a juzgar y etiquetar, y te abrirás a explorar, conocer, comprender, aprender y descubrir.

168.

Nos cuesta creer que los sentimientos más hermosos y las emociones más profundas se pueden explicar como solo una activación de neuronas y un movimiento de neurotransmisores. Una cosa es valorar la dimensión material de la existencia y otra muy diferente es tener una visión materialista. Quien tiene esta visión considera que todo se explica desde la materia.

169.

La auténtica felicidad consiste en experimentar una nueva percepción de la existencia. De esta percepción surge el gozo de conectar con el mundo trascendental, que es diferente del disfrute de lo material.

170.

Si pones el foco en lo que quieres lograr en tu vida y no en lo que quieres evitar es más probable que te mueva la ilusión a que te paralice el miedo.

171.

Si deseas cambiar las cosas que te ocurren debes entender, en primer lugar, por qué te ocurren. Y para entender esto has de estar dispuesto a querer conocer la verdad, aunque a veces duela. Muchas personas podrían ayudarte a mejorar y, sin embargo, prefieren no hacerlo porque saben que no te va a gustar cómo vas a reaccionar.

172.

Si lo que más te importa, si lo que de verdad valoras, es la posibilidad de aprender cosas nuevas para crecer y evolucionar, establecerás una relación muy diferente con la incertidumbre que si lo que más te importara fuera mantener el control y la seguridad. Ante la incertidumbre podemos actuar como un principiante que reconoce que no sabe y que muestra el deseo de saber, o como una persona soberbia que ha decidido de antemano que lo sabe todo.

173.

Descubre que el futuro no es algo con lo que te encuentras, sino que es algo que tú mismo creas momento a momento. Toda creación es fruto de una relación. Cuando veas lo que te rodea como en un campo de juego con el que puedes interactuar de forma creativa, aparecerán nuevas posibilidades que estaban ocultas. Una pequeña tabla de madera con cuadros negros para una mirada no entrenada es un simple objeto que no ofrece nada especial. Esa misma tabla para alguien que sabe mirar con mayor profundidad se convierte en una invitación para jugar al ajedrez. Los niños ven en cada objeto una serie de posibilidades que los adultos muchas veces somos incapaces de apreciar.

174.

Serás capaz de encontrar el camino para resolver cualquier situación difícil y salir fortalecido si no te relacionas con ella desde la resistencia y la aversión. La mirada profunda, la que te permite descubrir lo oculto, no se entrena huyendo de lo que inicialmente te asusta. Recuerda que si a tu cerebro le ofreces una salida fácil, no se esforzará en encontrar una solución eficiente y creativa.

175.

Sé consciente siempre de tu extraordinario potencial y de tu verdadera grandeza. Si no apuestas por ti mismo en los momentos difíciles, ¿por qué exiges a otros que lo hagan? Si quieres que crezca tu autoestima, no te abandones cuando más te necesitas.

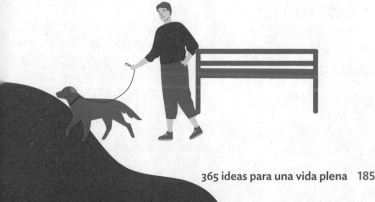

176.

Cuando comprendas la enorme capacidad que tienes para influir en lo que te sucede, empezarás a valorarte en tu justa medida. Si eres de los que considera que para creer primero hay que ver, será difícil que accedas a esas oportunidades a las que sí acceden quienes se dan cuenta de que para ver primero hay que creer. Creer no es tener cierta idea, sino un sentimiento de completa certeza.
El creer nos habilita para crear.

177.

No hay mayor impedimento para disfrutar de la felicidad que mereces que no entender lo que te pasa cuando te sientes pequeño e impotente. Recuerda que nadie puede hacerte sentir inferior sin tu consentimiento. Eres tú, y solo tú, con tu diálogo interior, el que impide que te levantes cuando te has caído. Si en lugar de señalarte con el dedo para hundirte en la culpa y la vergüenza te ofrecieras la mano para levantarte y seguir avanzando con entusiasmo renovado, te convertirías en quien realmente estás llamado a Ser.

178.

Descubre la mejor forma de enfocar tu vida para que sea apasionante y tenga verdadero sentido. Cuando uno no enfoca su existencia en la dirección correcta empieza a experimentar dos clases de sentimientos: la impotencia y la desesperanza. Si orientas tu mente de una forma distinta, descubrirás que siempre hay algo que puedes hacer para obtener resultados positivos que te ayuden a lograr una vida con sentido.

179.

Tus sentimientos y tus emociones tienen su origen en las experiencias afectivas que tuviste en el pasado y que resuenan tanto en el presente. Todos son parte de una narrativa, una historia que, a modo de guion cinematográfico, sigues porque crees que no se puede cambiar. Quizás fuiste en el pasado el personaje principal de un drama o incluso de una tragedia. Hoy puedes darte cuenta de que, sin duda, eres actor, pero también guionista y, por consiguiente, puedes reescribir el guion para esa nueva «representación» en la que va a convertirse tu vida.

180.

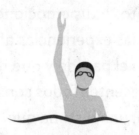

Si tienes una corazonada, escúchala, apréciala y explora la dirección que te señala. La razón es más limitada de lo que parece. No dejes que solo ella oriente todas tus decisiones, valora tu intuición.

181.

La intuición es un conocimiento inmediato de algo sin pasar por el filtro del pensamiento, que nos dice lo que tenemos que hacer, pero no nos explica el porqué. Para una mente tan condicionada como la nuestra que necesita entender el motivo de todo, aquello que no cumple con sus exigencias raramente es valorado. Por eso, algunas de las intuiciones más valiosas surgen cuando dicha mente está «despistada» y se abre un hueco entre los pensamientos a través del cual se «cuela» esa intuición hasta llegar a la conciencia. ¿Quién no ha tenido alguna de estas intuiciones en momentos en los que estaba absorto en algo distinto al acto de pensar?

182.

Tienes muchas formas de conocer y conocerte. Una es mediante el conocimiento racional y otra, mediante el intuitivo.

183.

No dudes jamás de tu inteligencia porque todo ser humano es inteligente y experto al menos en algo. Todos conectamos la autoestima con la inteligencia. Recuerda que entre las nueve inteligencias descritas, no hay ninguna superior a otra, sino que unos tipos de inteligencia son en ciertos contextos mucho más útiles que otros. Por eso observa esas situaciones en las que actúas con mayor habilidad y precisión. Recuerda que la inteligencia no es una facultad rígida, sino que se expande con inspiración, estrategia y entrenamiento. Detrás de la opinión de muchos expertos solo hay ignorancia hábilmente disfrazada.

184.

No compres las opiniones de otras personas por sabias y eruditas que parezcan como si fuera la única descripción posible de una determinada realidad. Se han dicho muchas tonterías a lo largo de los siglos. El problema es que cuando las creemos, empezamos a buscar evidencias para demostrar que son verdad y al final, por débiles y falsas que sean, las encontramos o fabricamos nosotros mismos. Si alguna vez te han dicho que no eres inteligente es solo porque no te conocen. Si te conociesen, no podrían hacer un juicio tan poco real.

185.

Cuando mantienes la ilusión y te atreves a superar tus miedos, te conviertes en una persona aún más capaz. El miedo lo superas cuando algo te inspira a hacer precisamente eso que te da miedo. La confianza es hija de esa inspiración que te mueve a lograr algo que sabes que puede marcar una diferencia en tu vida y en la de otras personas.

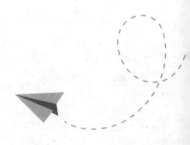

186.

Tengas los años que tengas, no creas que eres incapaz de adaptarte a los cambios. Solo necesitas ilusión, valentía, determinación, compromiso, persistencia y paciencia. ¿Quién dijo que estas virtudes fueran atributos exclusivos de una determinada edad?

187.

Cuando la ilusión, la persistencia y la paciencia van en pos de tus sueños, te sientes más valiente y actúas con más decisión y audacia. Es el mundo emocional el que abre y cierra el mundo racional.

188.

Para que puedas enfrentarte con serenidad y confianza a los retos, empieza a desvincularte de aquellos recuerdos que dañan tu autoestima. No hay un solo ser humano que no tenga heridas o que no haya cometido errores de todo tipo. La diferencia entre los que avanzan y los que no está en que los primeros no toleran que la sombra del pasado apague la luz del presente y la del futuro. Si así lo decides, puedes «reinventarte» cada instante tomando decisiones enraizadas en una nueva visión y en nuevos principios y valores.

189.

Sé constante y ten fe en ti y en tus posibilidades, entrenando tu fortaleza corporal, mental y espiritual. Si has decidido convertirte en un guerrero, necesitas el cuerpo, la mente y el espíritu de uno.

190.

No dejes que nadie te convenza de que es demasiado tarde para que aprendas algo nuevo. Hay demasiados ladrones de sueños que no soportan ver a alguien que no tiraría la toalla como lo hicieron ellos.

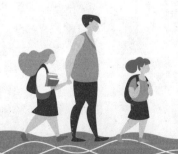

191.

Si haces caso a quienes te dicen que
nunca llegarás a hacer o alcanzar nada
significativo, dejarás de esforzarte y evitarás
que aflore tu mejor versión. No los critiques
ni maldigas porque a lo mejor están
simplemente reflejando lo que tú haces
contigo mismo.

192.

Reducir la influencia que el ruido mental ejerce sobre ti es un gran desafío porque llegas a dar mayor credibilidad a lo que esa voz te dice que a lo que te muestra la realidad. Cuando te sorprendas ante algo que te ha salido inesperadamente bien, no des por hecho que has tenido suerte. Considera que a lo mejor hay algo más y que de alguna manera alguno de tus recursos internos, recursos ignorados por ti, ha encontrado una oportunidad para manifestarse ante tus ojos para que caigas en cuenta de que eres mucho más extraordinario de lo que te imaginas.

193.

No te dejes envolver por pensamientos negativos. Cuando esos nubarrones negros aparezcan en tu conciencia, no te dejes atrapar por ellos. Aprende a redirigir tu atención, las veces que haga falta, a lo que está pasando en el mundo real en esos momentos y no en tu turbulento mundo mental. Volver a los sentidos es, en esos momentos, la estrategia fundamental.

194.

La sonrisa tiene un efecto transformador muy poderoso. Si sonríes de verdad, no solo lograrás sentirte más alegre y confiado, sino que transmitirás esa alegría y esa confianza a las personas que te rodean. Recuerda que crear un entorno seguro es indispensable para que el cerebro funcione bien. La sonrisa es un factor esencial para crear un entorno amable y seguro.

195.

Aunque no te den ganas, aunque te cueste, aunque sientas que no puedes, aunque tengas que utilizar todos los músculos del cuerpo, sonríe. Acabarás sintiéndote más contento y gestionarás mejor tus emociones. Sé que te parece imposible, pero en realidad no lo es.

196.

El mundo necesita personas optimistas que irradien alegría, confianza y entusiasmo. Por ello, no te resignes a ver el lado sombrío de las cosas. A esa opción ya se han apuntado demasiadas personas. Muchas de ellas dicen que quieren mejorar el mundo y, sin embargo, sus actos contradicen sus palabras.

197.

Cuando te levantes por la mañana, céntrate en las cosas que son realmente importantes y en las que te vas a esforzar al máximo para que te salgan bien. Al igual que no puedes entrar en un proceso de negociación dejándolo todo a la improvisación, tampoco es conveniente que empieces la jornada sin tener claro qué va a ser relevante para ti y qué no.

198.

Si cada día tienes presente una visión que te inspire y un propósito que guíe tu vida, será más fácil que actúes con decisión. Muchos de los recursos que necesitas para hacer frente a tus desafíos solo surgirán cuando te hayas puesto en marcha y se desvanecerán cuando te pares. Son tus acciones y no tus palabras las que en verdad muestran tu nivel de compromiso.

199.

Cuando uno se ha identificado con una manera de ser y de estar en el mundo, cualquier variación significativa en la forma de decidir o de actuar produce, inicialmente, una sensación de extrañeza e incluso de incomodidad. Si persistes a pesar de ello, te darás cuenta de que para nada estás condenado a ciertos rasgos de tu personalidad que no te están aportando ningún valor. Si quieres recibir cosas diferentes también tienes que emitir algo distinto. No ves el mundo que es, ves el mundo que eres.

200.

Haz planes que te ayuden a desarrollarte como persona y como profesional. Para tener un mayor impacto e influencia en el mundo exterior debes crecer en tu mundo interior, y esto requiere de mucho trabajo interior.

201.

Para saber el camino que hemos de seguir no basta solo con conocer la meta, también es importante saber cuál es el punto de partida. Muchas veces nos cuesta reconocer que no estamos donde creemos que estamos, sino en un sitio muy diferente. Por eso es tan importante recabar información objetiva y de personas dispuestas a darnos su punto de vista de forma honesta.

202.

No te desanimes cuando te equivoques. El camino de la mejora personal es todo menos sencillo y requiere levantarse más veces de las que se cae. Recuerda que un fallo solo es un fracaso cuando no se acompaña de un aprendizaje para hacerlo mejor la próxima vez.

203.

Si te centras únicamente en lo
que puede salir mal, sé consciente de
que puedes fracasar en todo lo que te
propongas. Donde pones la atención se
hace siempre más real para ti.

204.

Aunque te critiquen por ello, busca compañías que te sumen y no que te resten. Hay personas a las que no les gusta tener gente positiva y alegre a su alrededor. Pocos factores tendrán más influencia en tu vida que el tipo de personas de las que te rodees.

205.

No te juntes con gente triste y alicaída que solo ve el lado oscuro de la realidad y que tiende a ver el futuro con enorme recelo. Ten en cuenta que tanto el optimismo como la depresión son altamente contagiosos.

206.

Para que tus emociones positivas persistan, mantén viva la alegría, la ilusión, la serenidad y el entusiasmo, aunque vayas contracorriente. Vivimos en un mundo que por un lado alaba dichas virtudes, pero por otro, cuando alguien las expresa, parece como que estuvieran fuera de lugar.

207.

Céntrate en la meta que deseas lograr y persevera hasta alcanzarla. Si no aprendes a focalizar tu atención en la dirección que consideres relevante en tu proceso de mejora, será muy difícil que consigas resultados excelentes.

208.

Pocas personas dicen lo que piensan o expresan lo que sienten. Por eso es tan importante prestar atención y descubrir cuándo hay una incongruencia entre lo que manifiestan las palabras y lo que expresan el tono y los gestos.

209.

Quien cree que vive fundamentalmente en un mundo hostil, nunca encontrará tiempo para relajarse y disfrutar de un momento de paz. Sin embargo, quien considera que el mundo es benévolo, vive con mayor serenidad, optimismo y confianza.

210.

Las personas optimistas, además de recuperarse más rápidamente de las pérdidas sufridas, son capaces de asumir más riesgos en la vida y, por tanto, es más fácil que descubran y aprovechen las oportunidades.

211.

Para alcanzar un objetivo, utiliza más palabras estimulantes y menos negativas, y usa la imaginación para visualizarte haciendo frente, con éxito, a los retos que encuentres en el camino. El lenguaje y la imaginación afectan a la estructura del cerebro tanto de manera positiva como negativa.

212.

La mayoría de las veces el miedo es el arma más poderosa que utiliza el ego para que no descubras cómo podría ser tu vida si te atrevieras a ir más allá de los límites que él te impone y que tú vives como insuperables.

213.

Todos sabemos que podemos cambiar, pero pocos se lo creen de verdad.
Por eso, cuando se produce una necesidad de cambio, ofrecemos una gran resistencia que no hay que tratar de vencer con fuerza bruta, sino entender y superar con empatía y poder interior.

214.

No te dejes esclavizar por la ansiedad, la angustia, la frustración, la desesperanza, la sensación de impotencia, el desánimo, la ira, la culpa, la vergüenza y el resentimiento. Todos ellos son estados emocionales tóxicos que dañan tu salud física y mental. Cuanto más los justifiques, más te atraparán.

215.

No creas que en la vida las cosas son solo blancas o negras. Aprende a descubrir matices de grises entre ellas. Quien no sabe hacer esta distinción, puede llegar a confundir la valentía con la temeridad y la sensatez con la cobardía.

No te definas como cobarde porque tuviste un acto de cobardía o como fracasado porque tuviste un fracaso. Cada instante es un momento nuevo que te da la oportunidad para que elijas cómo actuar.

Dr. Mario Alonso Puig

217.

Haz ejercicio porque las personas que lo practican caen menos en el desaliento y en la depresión. Recuerda que el cuidado del cuerpo se traduce también en el cuidado de la mente y del alma. La ansiedad y la depresión son procesos mentales que mejoran mucho con el ejercicio físico.

218.

Vivir con miedo nos convierte en personas irascibles e irritables. Expresando ira nos sentimos fuertes, mientras que mostrando miedo nos sentimos débiles y vulnerables. Por eso es tan frecuente ocultar el miedo y manifestar la ira.

219.

El ser positivo no solo se asocia a la
serenidad y a la paz interior, sino a la
mejora de la salud y a la prolongación de la
vida. Ser positivo implica enfocarse en la
búsqueda de soluciones en lugar de hacerlo
constantemente en los problemas.

220.

Quien no crea que a base de inspiración, estrategia y entrenamiento puede mejorar, está condenado a repetir los errores del pasado.

221.

Tener una actitud positiva en la vida hace que confiemos en que, si persistimos y no abandonamos, los recursos imprescindibles y la ayuda necesaria aparecerán antes o después.

222.

Las personas que se fían de la vida saben que todo lo que nos ocurre, aunque sea doloroso, encierra una oportunidad para mejorar y evolucionar como seres humanos. Si en los momentos de especial dificultad, en lugar de caer en la desesperanza o en la sensación de impotencia te abres a la posibilidad de que algo extraordinario se te pueda revelar, no quedarás defraudado.

223.

La gente positiva experimenta también multitud de derrotas, pero no se paraliza ante tantas batallas perdidas porque en su interior ya ha ganado la guerra.

224.

Las personas positivas siempre son constructivas, por eso utilizan hasta el elemento más sencillo para construir poco a poco un castillo capaz de albergar un sueño.

225.

Los pesimistas creen que no pueden
gestionar su vida. Por ello, cuando se
enfrentan a ciertos obstáculos, les falta
confianza y sienten que no están dotados
para alcanzar grandes metas.
Los pesimistas no viven,
simplemente existen.

226.

No solo la inteligencia, la memoria y la imaginación son importantes, también lo es el esfuerzo que uno ponga y la persistencia ante la dificultad. Con frecuencia se valora en exceso el talento de las personas y se infravalora la determinación, la persistencia y la paciencia a la hora de hacer realidad un sueño.

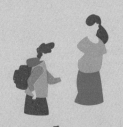

227.

Desarrolla tu carácter para hacerte fuerte ante la dificultad. Tu fuerza es la que va a impedir que formes parte de esa manada asustada que corre a lo loco cuando se presenta un peligro o una situación de riesgo.

228.

El carácter es esa manera de ser en la vida que te hace fuerte ante la dificultad y te marca la dirección que has de seguir en los momentos de confusión.

229.

Hay personas muy tóxicas que están deseando encontrar a alguien con ilusión y confianza para hacerles creer que todos sus sueños no son más que pura utopía. No discutas para convencerlas y aléjate de ellas.

230.

La persona positiva está convencida de que, por oculto que pueda estar, vive inmersa en un mundo de posibilidades. La negativa rechaza la posibilidad de que exista este mundo.

231.

Para mejorar tu estado de ánimo hay tres cosas sobre las que has de tomar el control. Tu cuerpo: mirada al frente, sonrisa en tu rostro, pecho levemente sacado y hombros hacia atrás. Tu atención: pon el foco en lo que quieres obtener y no en lo que quieres evitar. Y tu lenguaje: habla contigo mismo como le hablarías a alguien al que quisieras de verdad y en quien confiaras plenamente.

232.

Recuerda que visualizarte siendo la persona en la que quieres convertirte tiene un impacto directo en la formación de nuevas conexiones entre las neuronas.

233.

Cuando te encuentres ante un reto,
no olvides que tu claridad mental y tu
creatividad para resolverlo van a depender
de que mantengas
un estado de ánimo adecuado.

234.

Un estado de ánimo sereno y confiado te hará sentir cualquier desafío que se te presente. La realidad no es algo que te viene dado, sino algo que estás constantemente cocreando.

235.

Tener conocimientos es como disponer
de un mapa. Tener experiencia es como
haber caminado por el territorio. Sin
conocimientos es más fácil perderse en
un territorio desconocido. Sin experiencia
solo se puede hablar de conceptos
y no de realidades vividas.

236.

Si no conoces, puedes leer, estudiar y
aprender de los que parece que saben.
Si llegas a saber, pero no te decides
a experimentar, no podrás llegar a
comprender. Para comprender hay que
estar dispuesto a poner el conocimiento
en acción y reflexionar sobre los resultados
obtenidos. Ningún mapa puede sustituir la
riqueza de matices que existen
dentro del territorio.

237.

El autoengaño es muy común entre los seres humanos. Por eso, para reconocer tu verdadera mentalidad observa las excusas y justificaciones que te pones al explicar por qué no consigues resultados distintos a los que obtienes.

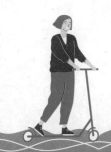

238.

No utilices tus defectos de carácter como la justificación perfecta para humillarte. Muy al contrario, utiliza esos mismos fallos como un estímulo para superarte.

239.

Con tus decisiones de hoy puedes incluso
alterar la huella genética de las siguientes
generaciones. Que hayas nacido con un
perfil emocional particular no significa
que tenga que determinar tu destino.
Eres libre para decidir cómo actuar
en cada momento.

240.

El proceso de maduración de un ser humano no va ligado solo al paso de los años, sino a la manera en la que los vive. Hay personas cuya existencia es una pura repetición de hábitos anclados en el pasado, mientras que hay otras que se esfuerzan para que estos sean nuevos y mejores.

241.

El cerebro es muy maleable, pero la mente no. Por eso, para favorecer la neuroplasticidad y desarrollar un cerebro aún más inteligente y creativo, pon el foco en cambiar patrones mentales. Esto requiere de ilusión, confianza, persistencia y paciencia. Lo mismo que el arroyo produce con el tiempo una erosión en la dura piedra, para que formes nuevos circuitos necesitas modificar tu forma de pensar, de interpretar lo que te pasa y de actuar.

242.

Los pensamientos tienen gran poder porque se transforman primero en sentimientos y después en emociones. Son estas las que te hacen actuar de una forma u otra. Donde los pensamientos alcanzan su máxima relevancia es en la manera en la que interpretas lo que te ocurre. Si en vez de criticar, culpar o maldecir, reflexionas sobre la pregunta «¿Qué oportunidad puede haber aquí que no estoy viendo todavía?», descubrirás una nueva forma de sentir y de actuar.

243.

Todos tenemos creencias que nos hacen interpretar el mundo que vemos y actuar del modo en el que lo hacemos. Una creencia es un sentimiento de certeza acerca de algo y se sostiene gracias a evidencias incuestionables para nosotros. Por eso es tan importante que pongas empeño en buscar certezas que hablen de tu valor y de tu capacidad de superación.

244.

Empieza a utilizar palabras más positivas para que te generen una mayor confianza y entusiasmo a lo largo del día. Recuerda que el lenguaje es un elemento clave en nuestra mente simbólica. Es por eso que no solo describe, sino que además es capaz de afectar la percepción de la realidad y, por consiguiente, la manera en la que nos relacionamos con ella.

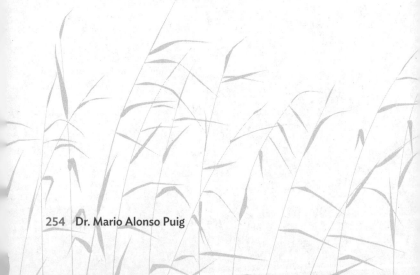

245.

Aunque vivas en un mundo de
incertidumbre y de cambios vertiginosos,
no estés asustado creyendo que eres un
ser carente de recursos para adaptarte
y florecer. Una cosa es estar en modo
de alerta y otra muy distinta en modo de
alarma. Estar atento te ayuda a ver más allá
de lo que hay en la superficie de las cosas,
en lo aparente. Entrar en modo de alarma
no te deja ver ni lo que tienes delante
de tus ojos.

246.

Si sabes que tienes cierto grado de control sobre una situación compleja, te será mucho más fácil afrontarla. A veces respirar profundamente tres veces en lugar de dejar que el miedo bloquee tu respiración te dará la suficiente sensación de control como para poder seguir dando nuevos pasos hacia adelante.

247.

El simple hecho de saber que tienes recursos para hacer frente a los desafíos reduce el nivel de presión interna que experimentas cuando te enfrentes a ellos. Recuerda que la gestión de tu postura corporal y tu respiración —de lo que transmite tu rostro, del tono de voz, de la manera en la que enfocas la atención y de cómo interpretas lo que te sucede— son fantásticos recursos que impactan directamente en la manera en que opera tu mente.

248.

Para devolverte la serenidad ante una situación inesperada, respira despacio y profundo e infla bien el abdomen y los pulmones. Aunque no lo creas, esta estrategia es muy importante para devolverte la confianza que necesitas.

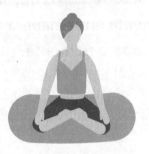

249.

Dedica todos los días algo de tiempo a reflexionar y planificar tu jornada, y comprométete a llevar a cabo ese día las dos cosas más importantes que quieres conseguir.

250.

Para contribuir al bienestar de los otros, potencia los gestos de afecto, los mensajes de ánimo y las muestras de respeto y valoración.

251.

Fíjate en las virtudes de la gente más que en sus defectos, y felicítala y alégrate por sus éxitos. No permitas que el veneno de la arrogancia y los celos contaminen tu cuerpo, tu mente y tu alma.

252.

Sé generoso con los demás no porque te lo vayan a agradecer, sino porque la generosidad en sí misma es un valor. Es maravilloso conocer a esas personas que no dan para recibir, sino para multiplicar.

253.

No olvides que para el ego *dar* significa *perder*, cuando en realidad lo que significa es *ganar*. La mentalidad de escasez es propia del ego y lleva no a la competencia, sino a la rivalidad.

254.

Ten presente que la felicidad no es una meta, sino un camino en el que cada obstáculo es un peldaño que has de utilizar para progresar al siguiente nivel.

255.

Tú no tienes por qué cambiar quién eres porque en tu esencia ya eres perfecto, esto es, completo. Lo que sí puedes es cambiar tu forma de ser y de estar en el mundo. Cuando evolucionas en tu manera de ser y de estar, empiezan a cambiar dos cosas: el tipo de acciones que emprendes y el de resultados que obtienes.

256.

Hay cuatro elementos que necesitas para convertirte en esa persona que estás llamada a ser. El primero es una visión que realmente te inspire, que te conmueva las entrañas. La visión responde a dos preguntas que son: ¿qué es de verdad lo que quiero? y ¿por qué realmente lo quiero?

257.

El segundo elemento que ha de estar presente para que se despliegue tu verdadero potencial es el propósito. El propósito contesta a la pregunta: ¿para qué quiero hacer realidad mi visión? Se trata de que encuentres una razón que vaya más allá de ti mismo. Aquí es donde se expresa tu deseo de contribuir para hacer de este mundo un mundo mejor.

258.

El tercer elemento para que aflore tu mejor versión es el conocimiento de los principios que operan en el universo y alinear tu vida con ellos. Un principio es una regla básica de funcionamiento y hay dos de excepcional importancia: el universo es abundante y el universo es sabio y benévolo. Quien vive de acuerdo a ellos es más difícil que quede atrapado por la avaricia, los celos, la envidia o el miedo.

259.

El cuarto elemento que te impulsa en la dirección correcta son los valores. Cuando un valor se pone en práctica y se integra se convierte en una virtud. Los valores no se imponen, sino que se descubren. Eres tú el que te das cuenta de que cuando algunos de ellos orientan tu vida empiezas a tener experiencias nuevas y transformadoras. Son estos los que también marcan tus prioridades.

260.

Quien trabaja su visión, su propósito y guía su vida gracias a una serie de principios y valores acordes con la naturaleza humana, experimenta el crecimiento, la mejora, la evolución y el grado de contribución que corresponden a quien ha sido capaz de transformar su forma de ser y de estar en el mundo.

261.

Muchas personas sostienen que se puede cambiar y, sin embargo, sus actos desmienten sus palabras porque no entrenan para mejorar, sino que solo piensan en lo mucho que les gustaría lograrlo.

262.

Si consideras que tu entorno te ha influido negativamente, ten en cuenta que lo más importante nunca es el punto de partida, sino el punto de destino. Enfócate en este último y deja el pasado en el lugar que le corresponde. Ese tiempo ya tuvo un sitio en tu vida, no tienes por qué entregarle el resto de tu existencia.

263.

La grandeza no la define el no cometer errores, sino el no desanimarse y el no abandonar a pesar de ellos.

264.

No filtres la realidad que se presenta ante ti para que se adapte a lo que deseas y no a lo que es. Busca, observa, explora, pregunta, escucha y reflexiona en lugar de hacer tantos supuestos o de emitir juicios con una información tan limitada.

265.

Recuerda que dentro de ti hay un gigante dormido deseando despertar. Muchas personas esperan verlo para poder creerlo. Sin embargo, hay ciertas cosas en la vida que solo puedes llegar a ver si primero las crees.

266.

Si quieres superarte sé consciente de que dicho objetivo ha de convertirse en un compromiso diario y que, además, vas a encontrar dentro y fuera de ti muchos obstáculos para que dicha superación tenga lugar. Recuerda siempre que no fracasarás en tu empeño si tu determinación por triunfar es lo suficientemente grande.

267.

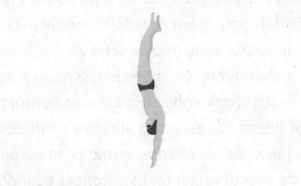

El esfuerzo por superarte tiene más impacto
a tu alrededor del que te imaginas. Si no lo
haces por ti, hazlo por tus seres queridos.
Ellos notarán la manera en la que estás
engrandeciendo sus vidas.

268.

Cuando salgas de tu zona de confort te sentirás peor, pero paradójicamente estarás mejor. Cuando uno penetra en esa zona de hundimiento, la tendencia natural es desconfiar y volver a la zona de confort. Si sigues adelante con ilusión y confianza, a pesar de tus miedos, entrarás en la zona de descubrimiento. Es entonces cuando habrás dado un paso importante en la mejora de tu vida y en tu capacidad de contribuir para que otros puedan también mejorar las suyas.

269.

Si no te enfrentas a los desafíos no podrás crecer. Si no asumes riesgos no podrás mejorar. Si no afrontas tus miedos no descubrirás tu verdadero y enorme potencial.

270.

Seguramente a quien más admiras por sus logros ha trabajado muy duro y durante mucho tiempo para llegar a dominar algo de una forma tan extraordinaria. No creas que su vida fue fácil, sino que supo elegir una y otra vez lo que valía la pena en lugar de lo que era más sencillo.

271.

No te frustres si tu talento y tu potencial no han aflorado todavía. Hay personas cuya capacidad emerge cuando son todavía muy jóvenes y otras en las que sucede mucho más tarde. La paciencia no consiste en aguantarse, sino en adaptarse al ritmo natural de las cosas.

272.

Aléjate, en la medida de lo posible, de las personas que se presentan como expertas y que hablan de la naturaleza humana como si la conocieran. Son aquellos que predicen quién triunfará y quién no.
La vida se encargará de demostrarles que antes de vaticinar a lo que puede llegar o no un ser humano, deberían hacer algo para reducir su marcada ignorancia y para crecer, aunque fuera solo un poco en humildad.

273.

Ten cuidado con los mensajes que intentan convencerte de que solo puedes aspirar a la mediocridad y nunca a la grandeza, y con los que te dicen que te conformes con copiar y no con crear.

274.

Ni tu inteligencia ni tu imaginación ni tu memoria son facultades estáticas como para que algún test pueda diagnosticar de una forma fiable hasta dónde las puedes potenciar. Nos gusta encasillarlo todo, hasta que de vez en cuando aparece de forma inesperada alguien que desafía lo que hasta el momento se había tomado por cierto e inamovible.

275.

No rebajes tus sueños a la altura de tus aparentes capacidades; al contrario, deja que tus capacidades se eleven a la altura de tus sueños.

276.

No hay nada mejor que una excelente excusa para poner la conciencia a dormir. No hay nada mejor que no querer conocer la verdad para vivir adormilados en medio de un mundo que, sin embargo, nos urge constantemente a despertar.

277.

Es mucho más difícil reconocer una falta de valentía, determinación y compromiso a la hora de perseguir las metas que justificar nuestros pobres resultados por una supuesta falta de talento y capacidad.

278.

No son las cartas que nos tocan, sino cómo las jugamos lo que más impacto tiene en el juego. ¡Pobre del jugador que justifica que perdió por sus malas cartas y que descubre que el ganador las tenía aún peores!

279.

Hay personas que tienen tanto miedo al fracaso que ni siquiera se ponen en marcha. Lo que más les atemoriza no es el resultado adverso en sí, sino la dureza con la que se van a tratar a sí mismos si lo cometen. Es a ese diálogo interior que nos llena de sentimientos de incapacidad, culpa y vergüenza a quien verdaderamente tememos.

280.

No creas en el mito que dice que los grandes éxitos se consiguen sin constante esfuerzo y sin un verdadero compromiso. Los triunfadores han tenido que hacer frente a la derrota una y otra vez antes de alcanzar los logros por los que ahora se les reconoce.

281.

Abraza la cultura de la dedicación y el compromiso y presta menos atención a la gratificación inmediata y sin esfuerzo. Saber retrasar la gratificación y buscar hacer las cosas de manera excelente momento a momento es uno de los ingredientes fundamentales para triunfar en la vida.

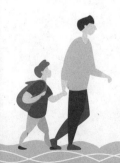

282.

La frustración inicial que sientes cuando yerras en tus intentos se supera cuando, a pesar del dolor que experimentas, no dejas de seguir creyendo en tus posibilidades.

283.

Muchas de las personas que logran alcanzar sus sueños son precisamente aquellas de las que no pocos dijeron que jamás los alcanzarían.

284.

No importa que los demás sean incapaces de ver lo que vales. Si quieres y te lo propones, antes o después el mundo te descubrirá.

285.

El primer paso para superarte es que tengas confianza y estés dispuesto a apostar fuerte por ti. Cada pequeño acto, cada palabra, cada gesto pueden, si así lo decides, ser una expresión de autoconfianza y de la esperanza que tienes en la vida.

286.

Solo si hablas con confianza, la gente te verá fiable. Solo si hablas con entusiasmo, llamarás la atención. Solo si te mueves con verdadera determinación, expresarás tu verdadero poder interior.

287.

Si eres capaz de avanzar con decisión, invitarás a otros a seguirte. Y si eres capaz de preguntar con determinación, obtendrás una respuesta.

288.

No te acostumbres a ver las cosas de una manera determinada y a esperar que suceda lo que parece razonable. Déjate sorprender por la cantidad de oportunidades que la vida tiene reservadas para ti cuando decides ser realmente libre.

289.

Lo importante no es el sueño en sí, sino lo que ese sueño puede hacer para que seas capaz de superarte día a día.

290.

Todos los que han revolucionado la ciencia, la técnica, el pensamiento, las artes o el deporte han tenido que superarse a sí mismos. Solo de esta manera han podido plasmar sus ideas en algo concreto y tangible.

291.

Sé de esas personas que buscan hasta encontrar una pequeña apertura en lugar de esas otras que solo se fijan en que hay un sólido muro.

292.

El éxito es consecuencia de un proceso constante de búsqueda, mejora y perfeccionamiento. No renuncies a tu propio criterio, especialmente frente a aquellos que quieren hacerte creer que el suyo es y siempre será mejor que el tuyo.

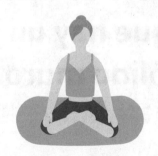

293.

Todo el mundo quiere experimentar las mieles del éxito, pero muy pocos son los que están dispuestos a pagar el precio que hay que pagar para poder disfrutar de ellas.

294.

Pensar en atajos fáciles, rápidos y sin esfuerzo no es sino un atractivo y seductor espejismo que carece de realismo, aunque algunos lo intenten vender con el mayor de los descaros.

295.

Para que una idea transformadora despliegue sus alas no basta con que creas en su potencial y quieras de verdad hacerla realidad. Hay muchas personas que tienen buenas ideas, pero son muy pocas las que consiguen llevarlas a cabo. Solo quien se pone en marcha contra viento y marea es capaz de construir poco a poco esos peldaños que, antes o después, lo llevarán a ver lo que antes solo existía en su imaginación.

296.

Has de estar dispuesto a aceptar el dolor que surge de la soledad, de la incomprensión e incluso del rechazo cuando quieras hacer algo nuevo, diferente e innovador. No olvides que el reconocimiento por tus logros puede tardar mucho tiempo en llegar. Si generas una dependencia de dicho reconocimiento, te será muy difícil mantener el ánimo y persistir.

297.

No pienses que el mundo te va a ayudar a hacer realidad tu sueño, sino que vas a necesitar todo tu empeño y entusiasmo para sacarlo adelante. Todos estamos demasiados centrados en nosotros mismos como para mostrar verdadero interés por los demás y por ayudarles a conseguir aquello que tanto anhelan.

298.

Solo cuando te entregues plenamente a lo que estés haciendo empezarán a aparecer esos momentos de descubrimiento y revelación que te permitirán ver lo que antes se mantenía velado.

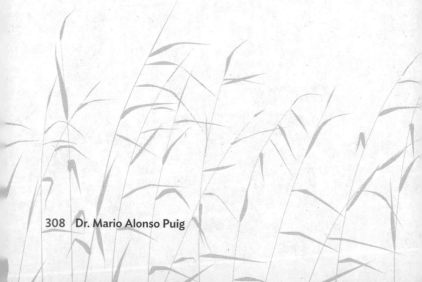

299.

Las personas que piensan en grande no
esperan a que las cosas sucedan, sino
que son ellas las que las hacen suceder.
Por eso están enfocadas en la acción y, al
igual que las humildes hormigas cuando se
encuentran con un obstáculo en el camino,
buscan vías alternativas
hasta que lo superan.

300.

Cuando la oportunidad llame a tu puerta, será demasiado tarde para que empieces a prepararte. Por eso, esfuérzate para seguir entrenándote, mejorando y evolucionando cada día. Así, cuando la ocasión de nuevo aparezca en tu camino, estarás preparado para aprovecharla.

301.

Acuérdate de que muchas veces hacen falta tan solo cinco segundos de coraje sostenido para que no se te escape una oportunidad.

302.

Nunca esperes las circunstancias ideales para actuar porque nunca las vas a tener. Esos puntos de inflexión que pueden marcar un giro positivo en tu vida tienen mucho más que ver con la audacia y el deseo firme de mejorar que con la suerte de encontrar un camino fácil para avanzar.

303.

Lo que necesitas para superarte no es otra cosa que sentir que eres capaz de dar aunque sea un pequeño paso, y después otro y otro. Al cabo de poco tiempo te darás cuenta de toda la distancia que has recorrido.

304.

Para dar un paso adelante con verdadero convencimiento no basta con que la cabeza te lo diga, también tu corazón debe sentirse inspirado, ilusionado y confiado. Lo que el corazón quiere sentir, la mente antes o después se lo acaba mostrando.

305.

Nos guste o no, todos nos vamos a encontrar una y otra vez con el dolor del fracaso y también con el dolor de la pérdida. Echarnos la culpa a nosotros, a los demás o al mundo no va a convertir ese dolor en crecimiento, sino en sufrimiento. Es necesario que sepamos transitar por ese proceso de duelo que sigue distintas fases: el *shock,* la negación, la ira, la tristeza, el miedo y, finalmente, la aceptación. A partir de ahí surgirá un nuevo renacer de la ilusión.

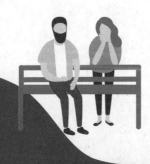

306.

Muchas personas no toman decisiones importantes en su vida por no experimentar culpa o vergüenza si estas no resultan ser las acertadas. Al fin y al cabo, todo aprendizaje es un proceso de prueba-error, y el único fracaso es ser incapaz de aprender de cada fallo.

307.

Cuando queremos controlarlo todo para sentirnos más cómodos y seguros, cuando todo lo queremos calcular y no hay nada de espacio para la improvisación y la creatividad, es como si quisiéramos tomar algo con un puño.
Tener la mano abierta tal vez nos haga sentirnos vulnerables y quizás sea eso precisamente lo que la vida pide de nosotros: que nos fiemos
y nos abramos a ella.

308.

Al salir de tu zona de confort, la sensación de incomodidad se intensificará cuando tu imaginación empiece a proyectar, sin que seas consciente de ello, las consecuencias horribles de estar en un entorno desconocido y, por consiguiente, incontrolable. Es fundamental que recuerdes que la persona realmente libre es la que vive de acuerdo no a sus sentimientos, sino a sus decisiones. Tú has decidido crecer y por eso has salido de tu zona de confort. El precio que estás dispuesto a pagar para que tu vida experimente una mejora es aceptar ese sufrimiento que conlleva el sentirse durante un tiempo solo y perdido.

309.

Si quieres llegar a ser más osado, imagina cómo va a mejorar tu vida si eres capaz de superarte, y visualiza también las consecuencias que puede tener no solo en tu vida, sino también en la de tus seres queridos el permitir que sea el miedo el que tome tus decisiones. Al final, o el miedo te somete o la fe te libera.

310.

Si no estás dispuesto a enfrentarte a tus miedos, te pasarás la vida huyendo.

311.

Las cadenas de acero pueden inmovilizar las manos y los pies, pero es la mente la que inmoviliza el alma. Por eso, es también la mente la que en verdad nos hace libres o esclavos.

312.

Si le das muchas vueltas a una cosa te paralizarás, pues es más fácil encontrar razones y justificaciones para no moverse que para hacerlo.

313.

Un tigre de Bengala falla nueve de cada diez veces cuando trata de cazar un ciervo. Como él no sabe en cuál de esos intentos tendrá éxito, porque no lleva la cuenta, pone toda su astucia y su vigor en cada uno de ellos. Nosotros, a diferencia del tigre, sí llevamos la cuenta, y por eso nos damos por vencidos mucho antes de tan siquiera haberlo intentado diez veces. Hay que ser en esto más tigre y menos humano.

314.

Suele decirse que la oportunidad
la pintan calva con un pelo para agarrarse.
La mayoría de las personas se fijan solo
en la calvicie y son muy pocos quienes
ven la calvicie, pero lo que buscan
es el pelo.

315.

Para que tus sueños se hagan realidad es necesario que mantengas una determinación constante por conseguirlos. A muchas de las personas a las que se les resiste el éxito no es por falta de talento, sino por falta de fuerza de voluntad y de carácter. No han desarrollado esa capacidad de ser inasequibles al desaliento y de levantarse una y otra vez por dura que resulte cada caída.

316.

Son las personas que se atreven a entrar en un mundo incierto y desconocido, haciendo frente con grandeza a las dificultades de la prueba, las que inspiran a los demás a creer en ellos mismos y en sus posibilidades. Eso es lo que define la mentalidad de un gran campeón, de una gran campeona, de alguien que es capaz de superarse una y otra vez sin perder el entusiasmo y la confianza de que antes o después se convertirá en quien está llamado a ser y alcanzará lo que está destinado a alcanzar.

317.

Cuando vemos a alguien triunfar, consideramos que ha tenido mucha suerte en lugar de pensar que la suerte la ha generado gracias a su esfuerzo y dedicación. Siempre es más fácil envidiar que admirar. Siempre es más fácil juzgar que preguntar para aprender y mejorar.

318.

Las personas tendemos a la inercia, al mínimo esfuerzo y a creer que lo que uno ha ganado con tanto trabajo se mantiene por sí solo. Si quieres desarrollar un nuevo hábito, no basta con que te deshagas del viejo y lo sustituyas por el nuevo, sino que también has de entrenarlo hasta el final de tus días.

319.

No te desmorones si crees que no tienes ninguna opción de cambiar algo en tu forma de ser, porque si pierdes la fe en el futuro, perderás tu fuerza en el presente. Hay cosas en las que debes mantenerte firme y una de ellas es en el convencimiento de que con tus luces y tus sombras, con tus fortalezas y tus debilidades, con tus éxitos y tus fracasos, con lo que hoy puedes hacer y con lo que todavía no eres capaz de hacer, estás llamado a expresar tu verdadera grandeza y a alcanzar la plenitud.

320.

Si caes en la cuenta de que es en cada decisión que tomas en el presente donde te juegas tu futuro, serás también consciente de la urgencia e importancia de actuar desde ahora en una dirección determinada.

321.

Despliega tu coraje a pesar de saber que cometerás errores y experimentarás fracasos. Por supuesto que te sentirás incómodo y por supuesto que tendrás dudas y miedos. El crecimiento personal consiste precisamente en vivir no de acuerdo a lo que uno siente, sino a lo que uno decide.

322.

Ten la humildad necesaria para reconocer que en muchas cosas sigues siendo un principiante. También cuando teníamos pocos meses todos éramos unos principiantes en el arte de andar y, sin embargo, fíjate en la maestría que hemos alcanzado con el tiempo. No te falta talento para aprender, lo que tal vez te sobre es un excesivo perfeccionismo que genera en ti una presión innecesaria que, lejos de ayudarte, merma en gran medida tu capacidad latente para avanzar.

323.

Si no estás siempre a la defensiva, experimentarás menos desgaste mental y físico, y tendrás más energía y entusiasmo para actuar cada día con ilusión y confianza. Tómate el *feedback* más duro, el que más duele, como una fuente de información y nada más.

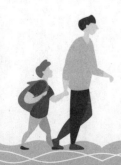

324.

Ten en cuenta que tu mente condicionada se resiste a abrirse a otras dimensiones y prefiere que vivas ciego ante realidades más profundas, convirtiéndose así en tu única fuente de información. Ábrete a otras perspectivas, deja que los demás te muestren lo que tal vez te resistes a ver. Nadie dice que el proceso sea sencillo, solamente que vale la pena.

325.

La única manera de que progreses en cualquier cosa es que aprendas de tus errores, y esto no es posible si los ocultas, los niegas, los ignoras o los utilizas para despreciarte en vez de usarlos como una fuente de información que te permita corregir y mejorar.

326.

Dedica unos minutos al comienzo del día a reflexionar sobre aquello en lo que quieres superarte y piensa en la razón profunda de por qué quieres hacerlo.

327.

Dedica unos minutos al final del día a reflexionar sobre aquello en lo que has conseguido superarte por pequeño que haya sido y ten hacia ti un gesto de reconocimiento.

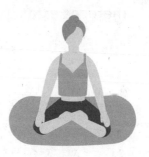

328.

Para que tu fuerza sea imparable, usa tu imaginación para ver cómo se transforma tu vida a medida que superas eso que aparentan ser límites infranqueables. En lugar de utilizar el extraordinario poder de tu imaginación para mostrarte todo tipo de riesgos y calamidades, empléala para llevarte a ese lugar que anhelas y en el que mereces estar.

329.

Aprende a desarrollar tu fortaleza mental para seguir adelante a pesar de los fracasos sin perder ni el entusiasmo ni la confianza en que antes o después lo lograrás. Así es cómo se entrena el carácter de un verdadero guerrero.

330.

Si eres una persona con tendencia al pesimismo, entiende que se necesita esfuerzo para evitar ser arrastrado al pozo del desánimo. Tú tienes una cuenta en tu banco emocional y cada día, aunque no seas consciente de ello, esa inclinación, esa tendencia pesimista, va a ir vaciando esa cuenta hasta que estés en números rojos. Por eso cada día es necesario hacer un pequeño depósito de ilusión, entusiasmo y confianza.

331.

Saber pedir ayuda y estar dispuesto a recibirla no es un signo de debilidad, sino de extraordinaria fortaleza.

332.

Si vives en un estado permanente de tensión, tus capacidades mentales se ofuscarán y tu salud se resentirá. Esta tensión excesiva que te debilita y que no te permite pensar con claridad es probable que la atribuyas a las dificultades a las que te enfrentas o a una incapacidad tuya para hacerles frente. Si miras con atención descubrirás que, en realidad, lo que ocurre es que estás atrapado en una historia que te has creído y que te repites incesantemente. Esta te explica por qué no puedes hacer frente a tales obstáculos. Por eso es importante cambiar esa historia para que puedas también mejorar tu vida.

333.

Para regular tus estados de ánimo necesitas no juzgarte con dureza, sino conocerte mejor y comprenderte más. Piensa en cómo te ayudaron esas pocas personas que en determinados momentos de tu vida, lejos de juzgarte por algo que hiciste, buscaron primero entender lo que te llevó a hacerlo. Solo cuando crees ese vínculo afectivo que evite que te sientas insignificante y rechazado te darás cuenta de la necesidad de cambiar ciertas actitudes y conductas. Aprende de esas personas que supieron mostrar empatía y trátate con la misma consideración.

334.

Nuestro enfrentamiento radical con la vida y nuestra exigencia a que nos dé lo que queremos y esperamos es un gesto de profunda arrogancia que nos impide descubrir lo que está más allá del velo de las apariencias. Muchas veces lo que esperamos y exigimos no es precisamente lo que más necesitamos. A muchos nos sobra prepotencia y nos falta sabiduría para entender qué es precisamente lo que nos puede ayudar a crecer y evolucionar en cada momento.

335.

Si eres capaz de ver más allá de las apariencias, te darás cuenta de la perfección y la belleza intrínseca que hay en todo lo existente.

336.

La persona que alcanza la madurez espiritual no está permanentemente a la defensiva, porque sabe que la clase de protección que le ofrece su mente dominada por el ego no es sino una dañina ficción. Eso hace que se abra confiada a lo que surja en su camino y que, por difícil que resulte aceptarlo, tenga claro que incluso de las situaciones más difíciles y dolorosas puede salir fortalecida.

337.

La lógica de una mente dominada por el ego es incapaz de entender la sabiduría que procede de la conciencia, del espíritu.

338.

Quien se ama de verdad a sí mismo y a los demás no se siente amenazado ni tiene miedo a nada.

339.

Aunque las dimensiones material y espiritual son muy diferentes, el verdadero conflicto interior surge cuando tomamos una perspectiva tan materialista que todo lo explicamos como un movimiento sofisticado de átomos y moléculas, o cuando nos sentimos tan espirituales que miramos con desprecio al mundo de la materia como si fuera simplemente la cárcel del alma.

340.

Porque la felicidad la vas a experimentar cuando recuperes el sentido de unidad, preocúpate menos por las cosas banales y ocúpate más de tu propio bienestar, del de los demás y del mundo en el que vives.

341.

Las personas agresivas tratan de ocultar con la dureza de su conducta los sentimientos de confusión, desconfianza, miedo y soledad con los que conviven. Por eso quienes se sienten así vierten su frustración sobre los que tienen menos posibilidades de defenderse. La sensación de poder y dominio que obtienen a través de dicha conducta alivia, aunque solo sea por unos breves instantes, su propio sufrimiento a costa de producir uno grande a su alrededor.

342.

No hay manera de que puedas establecer puentes con otros si solo te fijas en la distancia que los separa.

343.

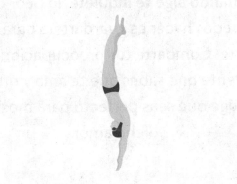

El amor auténtico no consiste en querer
a alguien porque su forma de ser es
como nos gustaría que fuera, sino
por ser quien es.

344.

Cuando algo te inquiete, lo peor que puedes hacer es guardártelo para ti y aislarte. Comparte tus preocupaciones con la gente que sabes que te ama y que no te exige que seas perfecto para mostrarte dicho amor.

345.

Si quieres que alguien se sienta valorado, tan solo escúchalo. Sentirse comprendido y escuchado tiene un efecto sanador tanto para el cuerpo como para la mente y el alma.

346.

Cuando llegues a casa del trabajo con ansiedad y amargura, recuerda mantener a raya tu frustración y mal humor. El hogar no es el lugar para mostrar tu peor versión.

347.

El tirano disfruta haciendo sentirse pequeña e insignificante a toda persona que no sabe o que no puede defenderse de sus agresiones. De lo que no se da cuenta es de lo caro que al final su comportamiento le acabará saliendo.

348.

No dejes pasar ninguna oportunidad de hacer el bien.

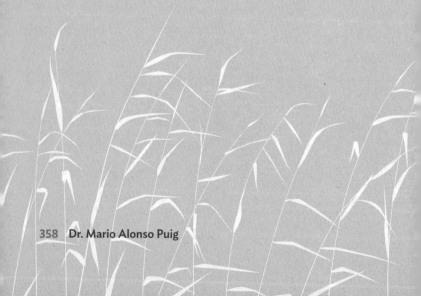

Dr. Mario Alonso Puig

349.

**El dolor es temporal;
el orgullo, eterno.**

350.

Un verdadero guerrero siempre se siente orgulloso, pero nunca satisfecho.

351.

No te quejes ante la dificultad de un desafío y contempla el reto como una oportunidad de crecer. Tu compromiso y tu fe serán puestos a prueba a menudo, pero no conocerás el fracaso si te mantienes firme en tu visión, tus principios y tus valores.

352.

No existe honor ni orgullo en tomar el camino más fácil. Los senderos rectos no crean conductores habilidosos.

353.

Todos tenemos libertad para elegir el bien o el mal. A medida que elegimos lo fácil por encima de lo correcto, el miedo por encima del valor, el egoísmo por encima de la generosidad y la venganza por encima de la compasión nos alejamos más y más de nosotros mismos.

354.

Quien lucha sin descanso termina venciendo a pesar de tener todas las probabilidades en contra.

355.

Que tu fuerza esté en tu fe, que tus valores sean tu guía y tu carácter, tu destino.

356.

Quien de verdad ama jamás muere porque vive para siempre en el corazón de los que amó.

357.

Los hombres somos mortales, pero el amor
nos hace inmortales. Aunque la ausencia
de los que amamos nos entristezca,
el amor es vida.

358.

No temas a la muerte, sino a no saber vivir. Aunque muchas veces no puedas elegir tus circunstancias, eres libre porque sí puedes elegir cómo interpretarlas y cómo vivirlas.

359.

Viktor Frankl, superviviente de los campos de concentración nazis, descubrió cómo a veces preguntarnos qué esperamos de la vida puede hundirnos en la desesperanza, mientras que preguntarnos qué espera la vida de nosotros puede ayudarnos a encontrar un motivo para nunca perder la esperanza.

360.

Recuerda que has venido al mundo para mejorarlo, y eso solo lo podrás conseguir si te conviertes en el artífice de tu propio destino. No olvides que a veces los oponentes más duros no están fuera, sino dentro de uno mismo.

361.

Que tu entusiasmo
no proceda solo de lo
que quieres alcanzar
en el futuro, sino del
convencimiento de
lo que ya eres
en el presente.

362.

Los cobardes utilizan la fuerza bruta porque
carecen de poder interior.
Por eso haz que sea tu poder interior y no tu
fuerza bruta lo que dirija tu vida.

363.

Liderar es inspirar, es desafiar, es apoyar, y es también ayudar a confiar.

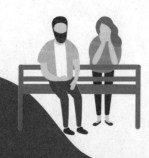

364.

A veces aparecen mágicas brisas que hacen germinar las semillas que sembramos en forma de palabras inspiradoras, acciones valientes o sonrisas sinceras.

365.

En la vida como en la literatura tener uno u otro final depende de cómo decidas escribir tu historia.